Stb

Manfred Glojek, geboren 1950 in Fohnsdorf, widmete sich nach seiner durch Krankheit beendeten kaufmännischen Laufbahn der Esoterik. Nach seiner eigenen Heilung begann er 1995 mit der Tätigkeit als hauptberuflicher Mentaltrainer. In seinen Seminaren und Einzelsitzungen gibt er sein Wissen mit großem Erfolg weiter. Er arbeitet auch mit Rückführungen ohne Hypnose.
1998 erschien sein erstes Buch »Der Weg zu Gesundheit, Wohlstand und Harmonie«. 1999 erschien das Buch »Umdenken - der Weg aus der Krankheit«. 2001 folgte dann »Rauchen - Nein danke!« und 2007 »Das Buch über die Geschichte des Werdens und die Geschichte des Seins«.

Dieses Buch soll dabei helfen, die Ursachen für das Gewichtsproblem oder die Problemzonen zu erkennen und sie aufzuarbeiten. Nur durch bewusstes Umdenken können das Idealgewicht und die Idealfigur wieder dauerhaft erlangt werden.

Manfred Glojek

# Weg von den Gewichtsproblemen

Gewichtsreduktion und Idealfigur

durch Umdenken

Stb

Als Vorlage diente die 2000 im Eigenverlag erschienene Ausgabe.



ISBN 978-3-89767-678-7

1. Auflage

Umschlaggestaltung: Murat Karaçay, Schirner,
unter Verwendung von Bild Nummer 6929607,
www.fotolia.de
Satz: Elke Truckses, Schirner
Printed by Reyhani Druck und Verlag, Germany

www.schirner.com

www. glojek.at

# Inhalt

Die Informationen, die dieses Buch beinhaltet, sind für Interessierte und zur Weiterbildung gedacht. Sie sollen nicht den ärztlichen Rat und ärztliche Hilfe ersetzen.

Diese Informationen beruhen auf Erfahrungswerten und sorgfältigen Recherchen und wurden nach bestem Wissen und Gewissen weitergegeben. Dennoch übernehmen Autor und Verlag keinerlei Haftung für Schäden irgendeiner Art, die direkt oder indirekt aus der Anwendung oder Verwendung der Angaben in diesem Buch entstehen.

Sehr hilfreich zum Praktizieren erweist sich das Grundwissen aus den Büchern des Autors: »Der Weg zu Gesundheit, Wohlstand und Harmonie«, »Umdenken – der Weg aus der Krankheit« und »Das Buch über die Geschichte des Werdens und die Geschichte des Seins«.

# Vorwort

Zu allen Zeiten, seit dem Bewusstwerden des Menschen, haben wir Probleme mit dem Essen und dem Körpergewicht. Wir behaupten, an unseren Gewichtsproblemen seien die Überfütterung als Kleinkind, die Erziehung, die Erbanlagen, die Konstitution, der Knochenbau, die Drüsen, die Fettzellen, die Werbung und, und, und schuld, nur nicht wir selbst. Gewichtsprobleme sind keine richtigen Probleme oder eine Krankheit, sie sind nur ein äußeres sichtbares Zeichen für ein nach innen verdrängtes Problem. Jedes Gewichtsproblem und jede Problemzone ist ein Hinweis darauf, dass deine Art zu denken und zu leben in irgendeinem Bereich nicht richtig ist. Das Gewichtsproblem repräsentiert wahrscheinlich dein Bedürfnis nach Schutz vor Verletzungen, vor psychischem Schmerz, vor dem Nicht-akzeptiert-Werden, vor Kritik, vor Missbrauch, vor dem Ausgenutzt-Werden, es kann auch der Grund für deinen Rückzug vor der Sexualität und den Mitmenschen sein. Unsicherheit, Selbstablehnung, Selbsthass, Lebensängste und das nicht erfüllte Schutzbedürfnis hast du nicht bewusst erkannt und nicht bewusst aufgearbeitet, du bist vor deinen Gefühlen und deren Umsetzung davongelaufen. Aber im Fett oder im Untergewicht wirst du deine Erfüllung vergebens suchen. Die extremste Form von Selbsthass und der Verneinung des eigenen Lebens zeigt sich in der Bulimie und in der Anorexie.

Dieses Buch, das ich wie meine vorangegangenen Bücher wegen des Direkten und der Nähe in der Du-Form geschrieben habe, soll dir dabei helfen, die Ursache für dein Gewichtsproblem oder deine Problemzonen zu erkennen und sie aufzuarbeiten. Nur so wirst du wieder dauerhaft dein Idealgewicht und deine Idealfigur erlangen.

Ich wünsche dir alles Gute und viel Erfolg beim Erkennen der Ursache und beim Umdenken. Auch wünsche ich dir viel Freude mit deinem neuen Körpergefühl im neuen Lebensabschnitt.

Manfred Glojek

Die meisten von uns leiden mehr oder weniger intensiv unter ihren negativen Gedankenmustern, Ängsten, Zwängen, Frustrationen, unerfüllten psychischen Bedürfnissen, psychosomatischen Funktionsstörungen und Krankheiten. Das muss aber nicht länger sein, wenn man sein Denken ändert. Erkennen wir die Ursache eines negativen Gedankens, so können wir ihn in einen positiven Gedanken umwandeln, ohne ihn verdrängen zu müssen.

Der Körper ist die Projektionsfläche unseres Bewusstseins. Unsere Psyche lässt die Gefühle und Energien, die uns bewegen, über unseren Körper sichtbar werden.

Weder der beste Arzt noch das beste Medikament können helfen, sondern nur die Heilkraft in uns selbst. Gesund und normalgewichtig werden können wir nur, wenn wir uns ändern.

Tun wir es nicht, schickt uns das Unterbewusstsein über den Körper immer neue, stärkere Symptome bis zum Tod.

Wer nicht selbst an sich arbeitet, an dem wird gearbeitet.

*Eine Krankheit oder ein Gewichtsproblem kommt nicht plötzlich.*

Die erste Mahnung kommt als Idee, als Traum oder als Wunsch und wird meist von uns nicht erkannt und nicht ernst genommen. Wir »überhören« sie meist.

Mit der nächsten Mahnung geht das Unterbewusstsein nach außen, z.B. mit Mimik, Gestik, Rauchen oder mit den *Gewichtsproblemen* und den *Problemzonen*. Kaum jemand macht dich darauf aufmerksam, dass mit deinem Denken etwas nicht stimmt.

Die nächste Mahnung ist dann meist nicht mehr so harmlos. Es kommt jetzt eine kleine, nicht belastende Funktionsstörung. Diese verschwindet nach einigen Tagen, mit oder ohne Arzt.

Wird jetzt wieder nicht nach der Ursache gesucht und diese behandelt, kommt es zu einer akuten Störung in Form einer Verletzung, eines Unfalls oder einer Entzündung schmerzhaft auf dich zu. Jetzt wird es ernst, als Nächstes kommt eine Dauermahnung, ein chronisches Leiden. Bleibt auch diese Mahnung unbeachtet, kommt es zu Organveränderungen oder Krebs. Noch ist es nicht zu spät, noch kannst du mit Zinsen, das sind die Schmerzen und die körperlichen Veränderungen, bezahlen. Wird wieder nichts Richtiges getan, endet es früher oder später mit dem Tod. Ein neuer Schultag unter belastenden Voraussetzungen beginnt.

Wir behaupten, an unseren Gewichtsproblemen seien die Drüsen, die Erbanlagen, die Konstitution, der Knochenbau, die falsche Erziehung, die Überfütterung als Kleinkind, die Fettzellen, die Werbung und, und, und, schuld, nur nicht wir selbst.

Statistische Aussagen wollen beweisen, dass cirka 60 % der Bevölkerung übergewichtig sind, und dass in den Industrienationen jeder Dritte an ernährungsbedingten Symptomen stirbt.

Dass bei 10 kg Übergewicht jeder Fünfte, und bei 20 kg jeder Zweite das fünfzigste Lebensjahr nicht erlebt.

Was für dich völlig normal ist, kann jemand anderen stören. Was du für eine Idealfigur hältst, kann anderen schon Kummer bereiten. Der eine leidet an einigen Kilogramm Übergewicht, während ein anderer sich mit zwanzig Kilogramm Übergewicht pudelwohl f ühlt.

*Idealgewicht = Körpergröße - 100 - 10 % (15 %)*
*10 % darüber = Übergewicht*
*20 % darüber = Fettsucht*

54-56 kg = O.K.

So will es eine unserer Normen.

*Eine andere Norm für das relative Körpergewicht ist der Body-Mass-Index (BMI)*
*Gewicht : (Körpergröße x Körpergröße)*
*unter 18,5 = Untergewicht*
*18,5–25 = Normalgewicht*
*25–30 = Übergewicht*
*30–40 = Fettsucht*
*über 40 = krankhafte Fettsucht*

Eine einfachere und effektivere Möglichkeit zur Feststellung, ob Normalgewicht oder Übergewicht vorhanden ist, ist das Messen des Bauchumfanges. Hier liegt die angebliche Grenze zum Übergewicht bei Männern bei einem Bauchumfang von 94 cm und bei Frauen bei 80 cm.

Dein wirkliches Idealgewicht ist das Gewicht, mit dem du dich wohlfühlst.

Dein Idealgewicht hast du, wenn du nackt vor dem Spiegel stehst und dich, ohne dich selbst anzulügen oder dich nach einem Trend oder einer Norm zu richten, mit deiner Figur glücklich und zufrieden fühlst.

Jeder von uns kann nur für sich selbst entscheiden, wann etwas für ihn wirklich zum Symptom wird, und wann er bereit ist, sich zu verändern. Willst du jemanden, ohne dass er es wirklich will, »belehren« (auf sein Symptom aufmerksam machen), dann wirst du mit deiner Einmischung und Besserwisserei auf heftige Ablehnung stoßen. Kommt doch für die meisten alles von »außen« auf sie zu.

Nur wenn jemand bereit ist sich zu verändern, hat das »Deuten« der Symptome für ihn einen Sinn.

Das Symptom ist nicht unser Feind, sondern nur der Hinweis, das Werkzeug deines Unterbewusstseins um dich auf dein falsches Denken und Verhalten aufmerksam zu machen. Es weist dich darauf hin, was du noch zu lernen hast und wo du umdenken sollst. Hast du die dahinterstehende Botschaft verstanden, ist der negative Energiestrom unterbrochen und der Hinweis überflüssig, dein Leiden ist also beendet, aber das geschieht keinen Augenblick früher. Tust du es nicht, gehst du den meist schmerzhaften und unangenehmen Weg der Erfahrung. Im Symptom zeigt sich das, was du bis jetzt verdrängt – nicht gelebt hast. Was du bis jetzt nicht sehen oder hören wolltest, wird jetzt über deinen Körper angezeigt. Was du in dein Denken abgeschoben und nicht körperlich ausgelebt hast, muss nun dein Körper büßen – erleiden. Denkst du um, dann hast du ein neues Lebensmuster (Energiefeld) erarbeitet. Genieße dann deinen neuen Körper und dein neues Körpergefühl.

Symptome sind, wie Träume, Symbole. Man muss sie nur zu deuten wissen, wobei dieses Buch behilflich sein soll.

Z.B. deutet jedes Extrem auf das Gegenteil hin. Der Feigling und der Extremist haben beide Angst. Nur jeder zeigt es anders.

Der Alkoholiker und der den Alkohol Verdammende haben beide die gleiche Ursache. Jeder flüchtet in seine Scheinwelt.

Der Raucher und der fanatische Antiraucher, beide haben Minderwertigkeitskomplexe und Kommunikationsprobleme.

Ob jemand andauernd Süßigkeiten zu sich nimmt, oder ob sie jemand laufend verteufelt, ist egal, beiden fehlt es an Liebe und beide nehmen die Süße des Lebens nicht bewusst an. Der Süchtige zeigt es direkt – ehrlicher.

Der Körper weiß schon bei der Geburt, wie er zu sein hat. Niemand braucht ihm beizubringen, wie er atmen, schlafen, schwitzen, weinen, niesen, schlucken, verdauen, ausscheiden, erbrechen, lachen, gähnen, bluten oder heilen usw. soll. Er kann es, so wie er weiß, dass er Schlaf, Träume, Luft und Nahrung braucht. Wir vergessen aber, ihm zu vertrauen.

Die Mutter vertraut dem Neugeborenen. Sie weiß, was es will, wenn es schreit. Doch eines Tages bestimmt sie, wie viele Mahlzeiten es braucht. Sie bestimmt jetzt die Anzahl. Wie soll dieses Kind, wenn es erwachsen wird, die wahren Bedürfnisse seines Körpers erkennen? So wird bestimmt, dass am Morgen, zu Mittag, am Abend und wann auch immer zwischendurch gegessen wird, aber meist nicht dann, wenn der Körper wirklich Hunger hat.

Wir tun sehr viel in unserem Leben, ohne zu wissen, warum. Anstatt selbst zu denken, übernehmen wir Meinungen und Reaktionen von den anderen und machen sie so zu unseren Gewohnheiten.

Das Unterbewusstsein des Kindes speichert das Programm, und der Körper wird, wenn nicht früher oder später umgedacht wird, nicht nach seinen Bedürfnissen, sondern der Meinung der Mitmenschen entsprechend ernährt und belastet.

Du solltest aber »Du« sein und dein Leben leben, und nicht die Marionette der anderen und ihrer Verhaltensweise sein. Die Art, wie die anderen leben, ist ihre Sache. Verhalten sie sich nicht richtig, werden sie es früher oder später, mehr oder weniger schmerzhaft erfahren. Wenn sie ihre falsche Art zu denken und zu leben erkennen, werden sie daraus lernen. Jeder kann bewusst leben und essen, oder aus Gewohnheit. Die Rechnung wird ganz sicher eines Tages präsentiert werden.

Der Körper weiß, wann er hungrig ist. Er ist imstande wochenlang ohne Nahrung auszukommen, ohne dabei zu erkranken. Gibst du deinem Körper, was und wann er es braucht, dann hört er auch im richtigen Augenblick auf. Du brauchst dich weder um den Zeitpunkt noch um die Beschaffenheit deines Essens zu kümmern. Wenn du deinem Körper vertraust, dann weißt du genau, wann du Hunger hast, und was dein Körper benötigt, so nimmst du auch nichts Überflüssiges mehr zu dir. Was du benötigst, woran es dir mangelt, dein Unterbewusstsein wird deine »Gelüste« danach ausrichten.

Iss nur, wenn du tatsächlichen Hunger verspürst!

Die meisten »Süchtigen« sind unreife Persönlichkeiten, die in früheren Entwicklungsphasen stecken geblieben sind. Meist wurden sie als Kinder verwöhnt und konnten deshalb nicht lernen, wie man mit Frustsituationen fertig wird, und wie man selbstständig wird.

Echte Liebe wurde häufig durch überreiche Versorgung und übertriebene Fürsorge ersetzt.

Das übermäßige Essen und Trinken hat jetzt meist dieselbe Ursache. Kommt dir eine zukünftige Aufgabe zu unangenehm oder zu schwierig vor, flüchtest du zum Essen oder Trinken. Du fühlst dich momentan besser, aber nur momentan. Das Ergebnis ist ein körperliches anstatt seelisches Rundheitsgefühl.

Diese Prägung findet in den ersten sieben bis neun Lebensjahren statt.

Gründe:

Hast du als Kind gegessen und getrunken, um bestimmte Gefühle zu kompensieren?
Als Trost, oder um die Zeit zu vertreiben?
Wurdest du mit Essen (Süßigkeiten) belohnt?

Du solltest darauf achten, ob du etwas isst, weil du darauf Lust hast, (das wäre der Hinweis des Unterbewusstseins, dass dir das gerade jetzt guttun würde) oder ob du etwas isst, weil es gerade »da« ist, du gerade davon hörst, es gerade siehst oder riechst. Das ist dann Esslust, es wäre jetzt für deinen Körper nicht nötig.

Hast du keinen Hunger und isst du trotzdem, dann kann es sein, dass du mit dem Essen ein Gefühl zum »Schweigen« bringen willst. Vielleicht stimmt dein Liebesleben nicht? Es liegt aber nur an dir, es jetzt zu ändern.

Die Lösung liegt nicht im Kampf gegen das Symptom Essen, sondern im Aufwachen für deine wirklichen Bedürfnisse, Wünsche und Träume.

*Mit Mut neue Wege wagen, die eigenen Vorstellungen, Wünsche und Forderungen äußern, sich Beachtung zu verschaffen, anstatt sich hinter dem Fett zu verstecken.*

Dass alles, was existiert, Energie ist, hat die Naturwissenschaft in den letzten Jahrzehnten eindeutig nachgewiesen. Was unsere Augen als Stoffe und Formen wahrnehmen, ist in Wirklichkeit nur Energie, denn alles, was existiert, ist letztlich reine Energie. Gefühle, Gedanken, Materie, alles besteht aus der gleichen Grundenergie, der Schöpferenergie. Das ist auch die Erklärung, warum wir durch die bloße Kraft unserer Gedanken unsere Persönlichkeit, unsere Lebensumstände und unser Umfeld ändern können.

Jeder Gedanke ist ein Energiestrom mit eigener Schwingung und mit deiner Prägung, er verstärkt sich auf dem Weg in das Universum, ebenso auf dem Rückweg. Denn Gleiches zieht Gleiches an. Diese geballte Energie empfängt dein Unterbewusstsein und wandelt es jetzt in eine für dich sichtbare oder erkennbare Form um. Z.B. in ein Problem, eine Krankheit, in Problemzonen oder Gewichtsprobleme usw.

Wenn du dein Denken änderst und die Kraft, also die Energie deiner Gedanken, konzentriert auf ein Ziel richtest, erreichst du dieses Ziel früher oder später. Positiv oder negativ.

Mit jedem Gedanken, den du denkst, erschaffst du deine Zukunft.

Mit zwanzig hast du den Körper, mit dem du geboren wurdest.

Mit vierzig hast du das Gesicht, den Körper und das Leben, das du dir geschaffen hast.

Das Unterbewusstsein, ein Energiefeld um dich herum, verfügt über keine Urteilskraft. Es kann nicht zwischen gut und schlecht, nützlich oder schädlich unterscheiden. Das Unterbewusstsein ist neutral und tut alles, was du ihm vorgibst.

Es ist wie ein Taxilenker, dem du beim Einsteigen eine Adresse angegeben hast. Wenn du unterwegs bemerkst, dass die Adresse, die du angegeben hast, falsch ist und ihm eine neue, richtige Adresse angibst, wird er dich zum neuen Ziel bringen.

Leidest du unter einer Beziehung, einem Problem oder einer Krankheit, ist das ein Zeichen, dass du bis jetzt noch nicht bereit warst, loszulassen und umzudenken.

Jeder in dir entstandene Gedanke und jedes Gefühl sendet magnetische und elektrische Wellen durch deinen Körper und beeinflusst auf diese Weise die Atome und Moleküle der Körperzellen. Die Qualität deiner Gedanken und Gefühle wirkt sich so unmittelbar auf deine Körperzellen aus.

Der Körper ist so gesehen der Spiegel der Seele.

Das ist am Aussehen und dem Gesundheitszustand eines Menschen relativ leicht zu erkennen.

Wenn du Gefühle wie Schmerz, Wut, Hass, Verbitterung, Angst, Aggressionen u. a. loswerden willst, musst du erst einmal feststellen, was für ein Gefühl es genau ist.

Dann musst du akzeptieren, dass du dieses Gefühl selbst erzeugt hast. Du hättest z.B. zu Beginn dieser Emotion anders reagieren können. Warum hast du aber so reagiert? Setze dich *bewusst* damit auseinander!

Du kannst diese Gefühle nur dann endgültig loswerden, wenn du deine Eigenverantwortung erkennst. Damit reduzierst du deinen Taillenumfang um bis zu 20 cm, da der Solarplexus der Sitz der Emotionen ist. Dieser Ballast der alten verdrängten Emotionen ist auch der Grundstein für den Krebs.

Wenn du einen jetzigen (Ist-)Zustand ändern willst, dann darfst du ihn *nicht festhalten*. Akzeptiere ihn als Erfahrung, er ist der Lohn für dein bisheriges Denken, und arbeite geistig auf den neuen (Ist-)Zustand hin.

*Was ist, das ist jetzt.*
*Den Jetzt-Zustand oder Ist-Zustand kannst du nicht ändern. Du kannst nur einen neuen Ist-Zustand für die Zukunft erarbeiten, also lass den alten los und beginne sofort mit dem Umdenken.*

Wenn du dein Problem wirklich dauerhaft lösen willst und folglich innerlich-seelisch, anstatt äußerlich, rund werden willst, dann musst du auf die Ursache, den Auslöser, zurückgehen. Oft hilft dir ein nahestehender Außenstehender bei der Suche nach der Ursache.

Außenstehende sind ehrlicher und kompetenter als du, mit deiner bewussten oder unbewussten Eigenblindheit. Die häufigsten Ursachen für die Gewichtsprobleme sind die Sehnsucht nach Liebe, Zuwendung und Geborgenheit. Durch dein mangelndes Selbstbewusstsein und Selbstwertgefühl *enthältst du sie dir selbst vor.*

Wir in den mit einem reichhaltigen Nahrungsangebot »gesegneten« Wohlstandsländern Lebenden nehmen täglich fast den 30. Teil unseres Körpergewichts an Nahrung zu uns. Im Normalfall bleibt unser Körpergewicht, obwohl wir im Laufe eines Jahres 12-mal so viel essen, wie wir wiegen, über Jahrzehnte konstant. Was wir täglich in flüssiger oder fester Form zu uns nehmen, dient unserem Stoffwechsel. Um die Nährstoffe in Energie (Leistung und Wärme) umwandeln zu können, benötigen wir den Sauerstoff im Blut. Ohne Sauerstoff kann unser Organismus nichts »verbrennen«. Leben wäre nicht möglich.

Der Stoffwechsel teilt sich in zwei Gruppen auf: in den sogenannten Erhaltungsumsatz oder Grundumsatz, das ist die Energieproduktion für alle vegetativ gesteuerten Vorgänge im Körper (Atmung, Pumpbetrieb des Herzens, Arbeit des Gehirns und der Organe usw.), und in den Energieumsatz, die Arbeit und Wärmeproduktion.

Der Körper besteht aus sechs Hauptelementen. Diese entsprechen den sechs Hauptnährstoffen, die zum Leben nötig sind. Das sind: Wasser, Eiweiß, Vitamine, Lipide (essenzielle Fettsäuren), Glukose (Zucker und Kohlenwasserstoffe), die Mineralstoffe und Spurenelemente.

Benötigt dein Körper einen oder mehrere dieser Stoffe, geht eine Botschaft an deinen Computer, dein Gehirn. Dort wird durchgecheckt, wo das Fehlende vorhanden ist, und du wirst auf etwas Appetit haben, womit dein Mangel abgedeckt wird. Du brauchst nur deinem Körper zu vertrauen. Du hast dann Hunger, wenn dein Körper etwas benötigt, und du isst das, was er benötigt.

Bisher, und auch bei einer Diät, hast du bestimmt, was er braucht, was natürlich auf die Dauer nicht funktionieren kann.

Jeder Mensch ist einzigartig. Die Ernährung, die für den einen gut ist, muss logischerweise nicht für den anderen gut sein. Der eine isst dreimal am Tag, der andere einmal. Manche benötigen kein Frühstück, andere essen nur Frühstück und Abendessen. Der eine isst mehrere leichte Mahlzeiten, der andere isst nur, wenn er Hunger hat. Du musst selbst erkennen, was für dich richtig ist. Vertraue deinem Körper, deinem Instinkt.

Viele Menschen geben ihrem Körper auch schädliche Nahrungsmittel, für deren Verarbeitung der Körper mehr Energie verbraucht, als er zurückbekommt. Dazu gehören der Alkohol, Koffein, Nikotin, Salz, gesättigte Fettsäuren, raffinierte Nahrungsmittel wie weißer Zucker, weißes Mehl, weißer, geschälter Reis und deren Produkte, usw. Auch die Lebensmittelfarben, die Geschmacksverstärker und die Konservierungsmittel gehören dazu.

Nötigst du deinen Körper dazu, fettes Fleisch, Alkohol, Süßspeisen und Chemie zu verarbeiten, so ist das ein

Zeichen für dein gestörtes Körperbewusstsein und deine mangelnde Selbstliebe. Sei dir aber auch bewusst: »Unwissenheit schützt vor Strafe nicht«.

Beobachte dich mehrere Tage lang selbst, ob du wegen des Hungergefühls isst und wegen des Durstgefühls trinkst oder aus Gewohnheit, aus Esslust oder um irgendwelche Gefühle zu ignorieren.

Nachdem du die Ursache für dein Gewichtsproblem erkannt und bewusst aufgearbeitet hast, ist der negative Energiestrom unterbrochen und der Hinweis über den Körper ist überflüssig. Dein Unterbewusstsein ändert jetzt deine Gelüste und die Verwertung der aufgenommenen Nahrung. Mit deinem Idealbild vor deinen Augen ändern sich jetzt mehr oder weniger rasch (von der Gefühlsmenge abhängig) dein Körpergewicht und dein Aussehen. Ändere jetzt auch deine Essgewohnheiten. Iss nur dann, wenn du wirklich Hunger verspürst.

Durch unseren Geschmacks- und Geruchssinn machen wir Nahrungsmittel zu Genussmitteln. Schon als Baby machen wir die Erfahrung, dass die Nahrungsmittelaufnahme (Stillen) auch einen innigen Kontakt zur Mutter bedeutet. Einem Essproblem kann also ein Kontaktproblem zugrunde liegen. Später werden wir mit Süßigkeiten belohnt oder mit deren Verweigerung bestraft.

Kinder sollte man mit Vorsicht loben, wenn sie alles aufgegessen haben. Sie verdienen auch dann Lob, wenn der Teller auch nur halb leer gegessen wurde und das Kind satt ist. Auch bei einem dicken Kind sollte man sich fragen: Was ist die Ursache? Was erreicht das Kind damit? Diese Ursache gehört jetzt ersetzt.

Geschieht die Zubereitung der Nahrung mit Unlust und lieblos, wird das Essen vielleicht noch dazu in Eile heruntergeschlungen, überträgt sich die negative Energie. Eine liebevoll zubereitete Mahlzeit, die in Ruhe und Harmonie eingenommen wird, schmeckt besser, sie ist natürlich auch für deinen Körper bekömmlicher.

Durch die Art, *was* und *wie* wir essen, drücken wir unsere inneren Gefühle und Stimmungen aus. Die Änderung unserer Essensweise geht also mit unseren Gefühlen und Stimmungen konform. Wir genießen ein Essen mit anderen. Aber wir essen auch aus Frust, um uns zu trösten. Aber anstelle eines inneren »Rundheitsgefühls« bekommst du jetzt ein äußerlich sichtbares »Rundheitsgefühl«, den »Kummerspeck«.

Manche Menschen versuchen, um den körperlichen und seelischen Hunger zu stillen, mit Alkohol, Nikotin, Psychopharmaka oder anderen Drogen ihr körperliches und seelisches Wohlbefinden wiederherzustellen. Zur Abhängigkeit kommt jetzt auch noch das Verdrängen der Ursache, damit wird das Unterbewusstsein genötigt, ein neues, stärkeres Symptom zu senden, bis hin zum Tod.

In den verschiedenen Zeitepochen kann man einen andauernden Wechsel zwischen schlank und üppig verfolgen.

Das heutige gesellschaftlich vorgegebene Rollenbild der Frau ist zwar nicht widersprüchlich, aber doch extrem fordernd. Zu den bestehenden Bedürfnissen nach Liebe, Geborgenheit, Mutterschaft und dem, die Rolle der passiven, sich anpassenden, akzeptierenden Person zu spielen, sind jetzt auch noch die autonome Selbstentfaltung, beruflicher Erfolg, sexuelle Freizügigkeit und in allen Bereichen, ob in der Familie oder draußen, »den Mann stehen zu müssen« gekommen. Nebenbei sollte auch noch dem derzeit trendigen Schönheitsideal entsprochen werden. Diese Anforderungen führen dann oft zu einer Rat- und Orientierungslosigkeit, da manche Anforderungen unerfüllbar, oder oft sogar, je nach Bewusstseinsstand, beängstigend sein können. Das kann dann zur Resignation, Abwehr und dadurch zu Blockaden führen. Der Protest zeigt sich dann unter anderem auch als Essstörung.

Empfindet ein heranwachsendes Mädchen Zurückweisung durch ihre Umgebung, deren Ursache sie nicht erkennt, so könnte sie diese Zurückweisung als Ablehnung ihres sich jetzt zur Frauengestalt ändernden Körpers halten. Einem von den Medien vorgegaukelten Schlankheitsideal als Vorbild wird jetzt nachgeeifert. Oder es wird versucht, eine weitere Weiterentwicklung zur Weiblichkeit zu unterbinden und so der Geschlechterrolle zu entkommen. Auch wenn das weibliche Körperliche aus irgendeiner Ursache als peinlich oder mit Scham empfunden wird (z. B. nach Inzest), kann dies die Ursache für eine Ablehnung der Weiblichkeit sein.

Der Mensch kann, ohne einen organischen Schaden zu erleiden, vierzehn Tage ohne feste Nahrung überleben und dabei auch noch leistungsfähig sein. Der menschliche Körper kann sich auf eine regelmäßige Nahrungsaufnahme, wie sie bei uns üblich ist, genauso gut einstellen wie auf eine unregelmäßige Nahrungszufuhr, wie sie bei manchen Naturvölkern üblich ist.

Macht eine übergewichtige Person eine Diät, hält das das Unterbewusstsein für eine Zeit des Nahrungsmangels, und wird nach der Beendigung der Diät, wenn wieder reichlich Nahrung auftaucht, einen Vorrat an Fettdepots für die nächsten »mageren« Zeiten anlegen. Das kann durch verstärkten Appetit, durch Fressanfälle oder/und eine bessere »Futterverwertung« geschehen.

Das Gehirn erhöht, vom Unterbewusstsein gesteuert, die Aktivität der Fettspeicherung und steuert die dementsprechenden Hunger- oder Sättigungsgefühle sowie die Art des Handelns und des Fühlens.

Nach dem Erkennen und Aufarbeiten des zugrunde liegenden Programms erübrigen sich auch das Denken, das Bewegen und das Handeln wie ein Übergewichtiger. Das Verlangen, die bisherigen Gelüste und die farbenprächtigen Bilder vom Essen verschwinden. Wenn immer an das Übergewicht, die Diät oder an den übergewichtigen Körper gedacht wird, lässt man nicht los. Aber nur durch das Loslassen entsteht Platz für Neues, für ein neues Bild vom schlanken Körper, dem schöneren und gesünderen Leben. Man muss auch ein Gefühl für das neue »natürliche« Schlanksein in sich entwickeln.

Ohne Umdenken hat eine Diät oder eine Verhaltenstherapie, ein verändertes Essverhalten, z. B. sich selbst für weniger Gewicht belohnen, oder sich für mehr Gewicht bestrafen, keinen Sinn. Es ist sinnloser Masochismus. Es ist genauso sinnlos, wie über die Anordnungen eines Chefs mit seiner Sekretärin zu streiten. Es ist die falsche Ebene.

Nach dem Umdenken steuert das Unterbewusstsein selbstständig dein neues »schlankes Verhalten«, wie z. B. deinen verminderten Appetit, deine Gelüste und deine Bewegungsabläufe.

Wird eine Diät ohne Umdenken und ein neues Körperbild gemacht, ist das vergleichbar mit einem Raumthermostat, der auf 22 Grad eingestellt ist. Will man nun die Raumtemperatur auf 18 Grad absenken und öffnet dafür nur das Fenster, wird der Raumthermostat die Heizung weiterlaufen lassen, um die ursprüngliche Einstellung von 22 Grad wieder zu erreichen. Genau so reagiert das Unterbewusstsein. Es stellt das alte Sollgewicht wieder her.

Jeder hat seine individuellen Möglichkeiten, seine seelischen Regungen in Taten und Verhalten umzusetzen. Der eine nimmt aus Gemütlichkeit, Freude oder Lebensgenuss z. B. im Urlaub zu. Er könnte diese Gefühle aber auch anders in Aktivitäten, z. B. in ein Hobby oder in Sport umsetzen. Der andere äußert seinen Frust, seine Depressionen, seine Minderwertigkeitsgefühle im Übergewicht. Er hat ein körperliches anstatt ein seelisches Rundheitsgefühl.

Das »Zu-viel-Essen« und das »Dicksein« sind, wenn sie auch nicht immer gleichzeitig vorhanden sind, Symptome. Wir erkennen ein seelisches Problem (ein Problem mit unserer Art zu denken) erst dann, wenn es sich als Problem oder, über den Körper, als Krankheit zeigt. Nach der Aufarbeitung des negativen Programms muss nun die bildliche Vorstellung der Schlankheit, des Normalgewichts, der geänderten Essgewohnheiten und auch der gefühlsmäßigen Empfindungen erfolgen. Diese neuen Körperempfindungen müssen jetzt wieder neu erlernt, erfühlt werden. Z. B. wie fühlt sich ein schlanker Körper an? Wie ist das Gefühl, wenn ich jetzt die Stiege hochlaufe? Für die bildliche Vorstellung des schlanken Körpers kann man ein früheres Foto von sich verwenden oder eines retuschieren.

Das alles ist wie die ersten Schritte im Leben oder Autofahren lernen. Es wird ein neues Energiefeld aufgebaut. Hast du es gemacht, wird es im Unterbewusstsein abgespeichert, dann läuft das neue Programm automatisch ab.

## Übung

Du setzt dich bequem hin, schließt deine Augen und stellst dir dich mit deinem schlanken Körper in einem schönen Kleid oder Anzug oder im Bikini oder Badehose vor. Oder du stellst dir dich nackt mit deinem schlanken Körper vor einem Spiegel vor. Egal wie. Du betrachtest dich von allen Seiten, nimmst alles mit *viel innerer Freude* in allen Einzelheiten wahr. Fühle dich in dieses neue Gefühl des neuen Körpers, Körperteil für Körperteil, bewusst hinein. Fühle auch das Gefühl des leichteren, befreiten Atmens. Werde dir deines neuen Körpergeruchs bewusst. Und jetzt fühle bewusst und mit Freude, wie sich deine Bewegungsabläufe geändert haben. Jetzt, als Schlanker, empfindest du das Treppensteigen, die Hausarbeiten, deine beruflichen Tätigkeiten, das Sporttreiben, die Ausübung deines Hobbys, dein Geschlechtsleben u. a. ganz anders.

Du kannst auch am Anfang, bis zu deiner vollen Überzeugung, die Skala deiner Personenwaage mit deinem erwünschten Idealgewicht überkleben. Auch deine Aussagen solltest du kontrollieren. Wird dir etwas angeboten und du sagst: »Nein danke, ich werde sonst zu dick«, forcierst du so dein Dicksein. Ebenso mit Gedanken wie: »Ich esse zu viel, ich bin zu dick, das darf ich nicht« usw. Sagst du hingegen: »Nein danke, ich möchte schlank sein (oder bleiben)«, dann prägst du damit dein Unterbewusstsein in die erwünschte, richtige Richtung.

Beispiele:

»Wenn ich nur nicht immer Hunger hätte«, ändern zu: »Ich würde mich gerne öfters satt fühlen«.

»Meine Kleidung passt mir nicht mehr, ich bin zu dick«, ändern zu: »So etwas Enges zwickt natürlich, aber das ändert nichts an meinem Schlanksein« usw.

Auch deine Gefühle und Ängste, deine Befürchtungen und Erwartungen z. B., wenn du nach dem Abnehmen wieder ein Kilogramm mehr hast, prägen dein Unterbewusstsein, aber leider in die falsche Richtung. Kleine Gewichtsschwankungen sind ganz normal, z. B. im Urlaub oder nach Festtagen.

Überdenke, in welche Richtung dich Gedanken wie: »Iss nicht so viel, du wolltest doch abnehmen«, »Du wirst schon wieder fetter, du Schwein«, »Hör auf zu fressen, sonst wirst du wieder fetter« bringen.

Du solltest positive Formulierungen verwenden. Z. B. »Es macht nichts, wenn ich heute etwas mehr gegessen habe, ich esse dafür morgen (wirklich) weniger« oder: »Ich schaffe alles, auch mein Idealgewicht, und dann belohne ich mich selbst mit meiner Wunschbekleidung«.

Du kannst dir auch, wenn das Hungergefühl kommt, vorstellen, wie deine Fettpolster anstatt des Essens angeknabbert werden. Trink ein Glas Wasser, und das Hungergefühl vergeht. Auch durch bewusstes Atmen kannst du dir eine Mahlzeit pro Tag ersparen. Beim Atmen nehmen wir nicht nur Sauerstoff, sondern auch universelle Energie, Prana genannt, zu uns.

Wenn du dich fragst: »Ist das Essenmüssen oder das Dickwerden stärker und zuverlässiger als ich« und du beantwortest es mit »ja«, dann ist das der Hinweis auf dein mangelndes Selbstbewusstsein.

Denn nichts in dir ist stärker als du. Du solltest sofort damit beginnen, dein angeknackstes Selbstbewusstsein wieder aufzubauen und es zu stärken. Dabei wird dir das Wissen aus meinen Büchern »Der Weg zu Gesundheit, Wohlstand und Harmonie« und »Das Buch über die Geschichte des Werdens und die Geschichte des Seins« behilflich sein. Du schaffst alles.

Wenn du bis jetzt aus dir heraus deinen dicken Körper wahrgenommen hast, hast du gefühlsmäßig noch immer dein Dicksein-Gefühl und das dementsprechende Essverhalten. Du solltest umdenken. Du solltest deinen dicken Körper von außen – und gefühlsmäßig als immer unwichtiger – sehen lernen. Deinen schlanken, neuen Körper solltest du voller Freude in allen Einzelheiten mit allen dazugehörigen Gefühlen von innen heraus erleben und erfühlen, ihn bewusst in Besitz nehmen. Ansonsten wirst du deinem Unterbewusstsein immer noch das Bild von früher, das Bild des »dicken Körpers«, intensiver einprägen als das Bild des »neuen Körpers«.

## Ursachen für die Gewichtsprobleme und Problemzonen

Bis etwa zum zehnten Lebensjahr wird immer mehr gegessen. Du wächst und nimmst zu. Ab dem zehnten Lebensjahr stabilisiert sich dieser Zustand, und mit dem Erwachsensein beginnt der Energieverbrauch - abgesehen von Ausnahmefällen (z.B. Schwerarbeit oder die falschen Programme) - im Normalfall zurückzugehen. Frauen haben einen um etwa 10 % geringeren Energieverbrauch als Männer. Wird das Essverhalten, das alte Programm (Energiefeld), dann aber nicht verändert (reduziert), kommt es früher oder später zu einer Gewichtszunahme, da das, was der Körper jetzt nicht mehr benötigt, als Fett eingelagert wird.

Genau so funktioniert es bei der Magersucht, der Fresssucht, der Fettsucht usw.

Wie auch beim Phantomschmerz, der auch nur deshalb vorhanden ist, weil es keine *bewusste* Auseinandersetzung mit dem neuen Zustand gegeben hat, muss auch hier nach dem Auflösen der Ursache das alte Bild der Figur, des Gewichts und der alten damit verbundenen Gefühle in dir aufgelöst werden. Du musst diese Bilder und Gefühle durch neue Bilder deiner neuen (Ideal-) Figur, deines neuen (Ideal-) Gewichts und deines neuen (Körper-) Gefühls ersetzen. Ansonsten arbeitet dein Unterbewusstsein nach dem alten Muster weiter und materialisiert immer wieder das »alte Bild«. Danke dem Schöpfer für deine neue Form, das Gewicht und die neuen Gefühle und freue dich wirklich darüber. Dein dahinterstehendes Gefühl der Freude (Energie) trägt sehr zur raschen Verwirklichung deines neuen Körpergefühls und Körperbildes bei. Das Grundwissen aus den Büchern »Der Weg zu Gesundheit, Wohlstand und Harmonie« und »Das Buch über die Geschichte des Werdens und die Geschichte des Seins« wird dir dabei sehr behilflich sein.

Dein bisheriger Weg (Martyrium), der Kampf gegen das Zunehmen, die Diäten, das Kalorienzählen u. a. erübrigen sich jetzt. Der negative Energiestrom, entstanden durch dein bisheriges Denken, ist jetzt unterbrochen, und ohne Martyrium erlangst du jetzt nach dem Loslassen des alten Zustands das Erwünschte.

Bisher hatten deine alten Programme, deine Vorstellungen und dein altes Bild in deinem Unterbewusstsein die Macht, und diese Energie formte deinen Körper. Nur du hast jetzt die Macht und die Möglichkeit zu einer dauerhaften positiven Veränderung, also denke um.

Ursachen:

### *Das Gefühl mangelnder Liebe, mangelnder Zuwendung und Geborgenheit*

Du kannst immer nur so viel Liebe, Zuwendung und Geborgenheit bekommen, wie du zu geben bereit bist. Wenn du liebst, wirst auch du Liebe bekommen. Die Liebe ist in dir, darum hat es keinen Sinn sie außen zu suchen.

***Zurückziehen wegen Unterlegenheitsgefühlen und mangelnden Selbstvertrauens***

Wenn du dich *klein* und *unbedeutend* fühlst, hat es wenig Sinn, wenn du deinen Frust, den Widerstand, deinen Zorn und deine Wut in dich hineinfrisst. Du solltest dich dem Leben stellen, dich äußern und dich durchsetzen, um groß zu werden, anstatt durch Fett eine leibliche Größe zu erreichen. Änderst du deine Einstellung, wirst du wirklich eine »Größe«. Dann wird sich deine Ausstrahlung auch in den beruflichen oder partnerschaftlichen Bereichen zum Positiven ändern.

***Essen aus Langeweile***

Warum machst du nichts anderes, z. B Sport oder ein Hobby ausüben, anstatt zu essen? Hast du zu wenig Selbstbewusstsein, oder bist du zu bequem?
Isst du aus Frust, oder weil du dich nervös fühlst?

Setze dich mit der Ursache bewusst auseinander und arbeite sie bewusst auf.

***Isst du vielleicht nur, weil das Essen da ist?***

Würdest du z.B. beim Tanken genau so handeln? Würdest du, ohne einen leeren Tank zu haben, tanken, nur weil gerade eine Tankstelle da ist? Du wirst wahrscheinlich auch nicht an jedem Wochenende, nur weil es deine Gewohnheit ist, fünfzig Liter Treibstoff in den Tank füllen lassen, egal ob er überläuft oder nicht. Aber beim Essen reagierst du so.

Isst du aus Gewohnheit (Überlieferung) dreimal täglich eine bestimmte Menge, unabhängig von der Energiemenge, die du wirklich benötigst, oder isst du, weil es üblich ist, soundso oft am Tag zu essen? Beginnst du vielleicht mit einem kräftigen Frühstück, weil es so sein soll?

Die Überlieferung vom nötigen kräftigen Frühstück stammt aus der Zeit, wo um vier Uhr morgens mit der Arbeit begonnen wurde. Um acht Uhr wurde dann kräftig gefrühstückt. Von der Arbeitsleistung her würde das heute wahrscheinlich deinem Arbeitspensum bis zum Mittagessen entsprechen. Was du aber zu viel zu dir nimmst, legt sich als Fett an.

Deine Essgewohnheiten sind eine Mischung aus Tradition, Ignoranz, Bequemlichkeit, Kommerz, Werbung und Unkenntnis.

Kommt bei dir das Gefühl der Enge, der andauernden Anspannung, des mangelnden Freiraumes und des für dich und deine Interessen Keine-Zeit-Habens auf, wirst du dich vor den Mitmenschen verschließen und dich von ihnen zurückziehen.

Die Ursache ist die mehr oder weniger bewusste Angst (vor der Enge), die dich so handeln lässt. Wenn du dich deshalb zurückziehst und zu essen beginnst, wird das Blut aus deinem unter Druck stehenden Kopf in den Bauchraum zur Unterstützung der Verdauung verlagert. Dadurch wird dein Kopf entlastet. Da aber für die zu dir genommene Nahrung kein wirklicher Bedarf vorhanden ist, wird das zu dir Genommene zur Belastung für deinen Körper. Es wird als Fett in den zum Programm passenden Problemzonen eingelagert, und dort so wieder sichtbar.

***Das Essen kann auch die (unendliche) Freiheit ersetzen.***
Du solltest *dein Leben* leben.

***Essen zur Beruhigung***
Besser wäre umzudenken und den Grund für die Beunruhigung bewusst aufzuarbeiten.

***Essen als Schutz vor dem anderen Geschlecht***
Vielleicht hast du Angst vor Sex oder dem anderen Geschlecht und kannst jetzt reinen Gewissens sagen: »Mich will ja keiner, weil ich so dick bin«.

***Fett als Schutz vor dem Zunahekommen der Mitmenschen***
Nach dem bewussten Erkennen der Ursache und deren bewusster Aufarbeitung brauchst du dich nicht mehr hinter dem Fett verstecken.

***Geselligkeit und das Gefühl der Nähe und Zusammengehörigkeit (nur) beim gemeinsamen Essen finden***
Heute bedeutet das abendliche Essen, meist in den eigenen vier Wänden im Kreis seiner Liebsten, für viele Menschen den Lohn für die Mühen und Plagen des vergangenen Berufstages. Das Essen wird so zum Symbol für das Loslassen, das Entspannen und für den Lohn, den mehr oder weniger angenehmen Tag wieder überstanden zu haben. Da diese »Belohnung« aber sicherlich nicht nach den Bedürfnissen des Körpers ausgerichtet ist, wird sie sich ebendort ablagern. Anstatt den Tag geistig Revue passieren zu lassen, sich damit bewusst auseinanderzusetzen und ihn aufzuarbeiten, wird jetzt gegessen und

so ein belastendes (Druck- und Völlegefühl), körperliches Rundheitsgefühl anstelle eines seelischen Rundheitsgefühls erzeugt. Der Druck, unter dem du tagsüber stehst, kann sich jetzt auch als Druck auf dein Herz zeigen, das ist der Hinweis, dass zu deiner Arbeit oder zu deinem Tagesablauf deine innere Einstellung nicht stimmt, und dir dazu die Liebe fehlt. Der Druck, unter dem du tagsüber stehst, kann auch hör- und riechbar anzeigen, wie dir diese Art Leben schon stinkt. Du solltest an dem Ort, wo der Überdruck entsteht, stänkern und deinen Druck ablassen, anders gesagt, du sollst dich mit deiner Situation bewusst auseinandersetzen und sie ändern. Das Verstecken hinter dem angefutterten Fett - deinem Abwehrpanzer - ist nur ein scheinbarer Schutz. Innerlich wirst du dich immer einsamer fühlen. Zum sich einstellenden, immer größer werdenden Mangel an Selbstwert und Selbstbewusstsein werden jetzt wahrscheinlich noch Rückenbeschwerden kommen. Der Hinweis auf das mehr oder weniger bewusste Gefühl von Mangel an emotionaler oder materieller Unterstützung. Ohne eine bewusste Aufarbeitung der Ursache werden bei einer Diät deine Nerven ihre Isolierung verlieren, du wirst empfindlicher reagieren und im Extremfall durch den Wegfall deines Fettschutzpanzers der Realität durch eine Flucht in eine Psychose entfliehen.

### *Schutz vor der Eifersucht des Partners*

Dick und unattraktiv sein als Grund, nicht mehr unter die Mitmenschen gehen zu müssen, um so Konflikten mit dem Partner auszuweichen.

Manche Dicke sind dick, weil sie sich laufend einprägen, dass sie dick sind. Sie haben das Bild und die Gefühle des Dickseins in sich und lassen sie nicht los.

Die Befürchtungen und Erwartungen, dick zu werden. Vielleicht schon als Kind, oder nach einer Geburt?

Bist du dir der Ursache deines Problems nicht bewusst, dann frage dein Höheres Selbst. Siehe Kapitel *Fragen an dein Höheres Selbst.*

Der Kausalkörper, ein zu dir gehörendes Energiefeld, ist dein Höheres Selbst. In ihm ist das ganze positive Wissen vom Urknall bis heute vorhanden. Du kannst dein Höheres Selbst jederzeit über die Ursache für dein Problem fragen. Bis jetzt hast du schon immer mit deinem Höheren Selbst gearbeitet. Immer, wenn du dich etwas gefragt hast, kam die erste Antwort vom Höheren Selbst. Sie ist immer richtig. Oft wirst du aber erst die zweite Antwort, die vom Ego kommt und nicht immer für dich von Vorteil war oder ist, akzeptiert haben. Vielleicht greifst du auf meine Bücher »Der Weg zu Gesundheit, Wohlstand und Harmonie« und » Das Buch über die Geschichte des Werdens und die Geschichte des Seins« zurück, wo die Zusammenhänge und die Funktionen genau erklärt werden.

*Fragen an das Höhere Selbst:*

*Was ist die Ursache für ... ?*
*Gibt es noch eine Ursache?*
*Was soll ich daraus lernen?*
*Wie oder wodurch kann ich es ersetzen? Gibt es mehrere Möglichkeiten?*

Es können Farben, Gerüche, Gefühle, Geräusche, Töne, Bilder oder Körperregungen vom Blinzeln bis zum Zukken auftauchen. Dann fragst du dein Höheres Selbst weiter: »Was soll mir das sagen?«, bis du die Antwort verstanden hast. Es kommen vom Höheren Selbst keine Romane, sondern Stichworte oder Symbole. Auch Erinnerungsbilder und die damaligen Gefühle können auftauchen und dich auf die Ursache hinweisen.

Frage dich selbst, welche positive Funktion das Essen oder das Nichtessen für dich hat.

Was ersetzt du mit dem Essen oder mit dessen Verweigerung? In oder nach welcher Situation beginnst du zu essen? Dein Denken ist, zu diesem Zeitpunkt, die Ursache, mit der du dich bewusst auseinandersetzen musst.

So erkennst du, wie und durch was du das Essen ersetzen kannst.

Ernähre anstelle deines Körpers deine Seele!

Du wirst später froh sein, dass das Dicksein oder dein Gewichtsproblem dich dazu gebracht hat, in deinem Leben neue Wege und Aspekte entdeckt und verwirklicht zu haben.

Isst du einmal mehr, dann stehe auch ohne Schuldgefühle dazu. Aber ebenso kompromisslos halte dich dann auch an das folgende »Fasten«.

## Selbstbetrug

Die Ehrlichkeit und das Verhältnis zur Realität - zum Übergewicht (zur Flucht in das Fett) - sind bei vielen Übergewichtigen gestört. Meist überwiegt das Wunschdenken, was oft zum bewussten Selbstbetrug führt. Die Ursache liegt im mangelnden Selbstwertgefühl, dem mangelnden Selbstbewusstsein und der mehr oder weniger bewussten Angst vor dem Leben, vor der Realität. Dieser Selbstbetrug zeigt sich oft im Manipulieren der Waage oder durch Reden wie: »Ich esse fast nichts und nehme trotzdem zu«, oder »Ich brauche das Essen nur anzusehen, schon nehme ich zu« usw.

In Wirklichkeit vergisst du bewusst alle Dinge, die du zwischendurch isst, naschst oder trinkst. Auch vor dem Spiegel zeigt sich oft der Selbstbetrug, z. B. durch schlank machende Muster oder Farben der Bekleidung. Oder im Extremfall mit einem gebogenen, schlankmachenden, die Realität verfälschenden Spiegel. Zu enge Bekleidung betont auch nicht die Schlankheit, sondern die Problemzonen. Neue, modische Kleidung wird im Hoffen auf schlankere Zeiten aufbewahrt. Für den jetzigen Zustand musst du gezwungenermaßen wieder auf deine nicht geliebten, sackartigen Kleidungsstücke zurückgreifen. Diese schlankere Zukunft wird aber nur dann eintreten, wenn du bereit bist, an dir geistig zu arbeiten, also umzudenken. Es ist deine Lebensaufgabe, geistigen Fortschritt zu erreichen. In der Vergangenheit war dein Denken diesbezüglich aber nicht richtig. Das wird dir im Hier und Jetzt durch ein Symptom, z. B. eine Problemzone angezeigt. Jetzt entscheidest du, ob du umdenken, also einen Fortschritt erreichen willst, oder ob du weiter hadern und leiden wirst. Was du nicht sehen, hören oder wahrhaben willst, wirst du früher oder später spüren.

Meine persönlichen Erfahrungen bei Vorträgen in Vereinen und Gruppen von Übergewichtigen sind die, dass die überwiegende Mehrheit aus Bequemlichkeit nicht bereit ist, wirklich geistig an sich zu arbeiten. Diese Menschen versuchen es lieber mit den bequemeren Dingen wie verschiedenen Diäten, Bewegungstherapien, Absaugungen, Akupunktur und all den anderen meist teuren Möglichkeiten (Illusionen). Wie schon erwähnt, können diese Methoden keine dauernde Wirkung haben. Nur Ehrlichkeit zu dir selbst, das Erkennen der Ursache und die bewusste Aufarbeitung derselben haben eine andauernde Änderung zur Folge. Nur so kannst du deine Abhängigkeit von der Waage, dem Spiegel und der »Mode für Mollige« ablegen.

# Der einfachste Weg zu deinem persönlichen Idealgewicht

Jeder von uns kann immer so viel er mag, von allem, was er mag, essen, ohne Gewichtsprobleme zu bekommen, wenn er auf seine innere Stimme hört. Kaum ein Übergewichtiger kann sein Leben wirklich genießen, wenn er sich ständig müde und lethargisch fühlt und ihn mehr oder weniger Selbstverachtung und Schuldgefühle plagen. Durch alle möglichen und unmöglichen Dinge, ob Diäten, körperliche Betätigungen u. a. wird den Übergewichtigen eine Illusion, meist sehr teuer, verkauft. Die meisten glauben auch, dass irgendetwas von außerhalb ihnen wieder zum Normal- oder Idealgewicht verhelfen kann. Der einzige wirklich wirksame und dauerhafte Weg ist noch dazu der billigste Weg. Es ist das (Um)Denken, das Erkennen der Ursache für das Übergewicht, die immer im Kopf, also durch dein Denken entsteht. Nur du selbst kannst umdenken, das kann dir niemand abnehmen.

Was dir an Bewusstsein fehlt, zeigt dir dein Unterbewusstsein auf der körperlichen Ebene mit einem Symptom an. Hinterfragst du das Symptom, wobei dir dieses Buch helfen soll, dann kannst du nach dem bewussten Erkennen der Ursache umdenken, und das Symptom wird überflüssig. Du hast den Sinn, den Hinweis, der dahinter steht, verstanden. Jetzt wirst du auch verstehen, warum mit Medikamenten, Diäten u. a. keine dauerhafte Gewichtsnormalisierung möglich ist.

Normales Essen ist im Allgemeinen ein Vergnügen. Zu viel Essen bringt Unbehagen und Schuldgefühle.

Das eigentliche Dilemma bei der Nahrungsversorgung beginnt mit der Wegnahme der Entscheidung, ob du gestillt wirst oder die Flasche bekommst, und wann und wie oft du sie bekommst. Wann kannst du wirklich das essen, was du wirklich willst, und das dann, wenn du wirklich Hunger darauf hast. Ob in der Schule, im Restaurant oder zu Hause, meist werden dir die Entscheidungen abgenommen.

Wie alle Säugetiere sind wir am Anfang von der Mutterbrust oder ersatzweise von der Babyflasche abhängig. Danach entscheidet unser Umfeld, meist die Eltern, wann wir was essen. Woher aber wollen sie wissen, welche Nahrung jetzt für uns die beste ist? Ihr Wissen entspringt einer Mischkalkulation aus Erfahrungen, Überlieferungen und der Werbung.

Wir sollten aber auf unsere Instinkte hören. Ist unser Denken, die Logik, mit unseren Instinkten auf Kollisionskurs, dann sollten wir nicht auf unsere Intelligenz, sondern auf den Instinkt hören.

Im Tierreich gibt es diese Probleme nicht, nur wir »Hochentwickelten« haben sie.

Wildlebende Tiere fressen, wenn sie Hunger spüren. Sie hören mit dem Fressen auf, wenn der Hunger gestillt ist. Wir Menschen essen meist aus Gewohnheit, aus Langeweile, wegen eines Komplexes oder weil wir uns durch die Gehirnwäsche der Erzeuger, die Werbung, beeinflussen lassen.

Von Beginn des Umdenkens an musst du dir dein inneres Vorstellungsbild von deiner persönlichen Idealfigur machen und dir auch bewusst machen, dass du jetzt das, was deine Lebensqualität jahrelang oder jahrzehntelang beeinträchtigt hat, hinter dir gelassen hast. Fühle dich wie neugeboren, fühle deinen neuen Körper ganz intensiv.

Jede Gewichtstabelle ist ein Unsinn, denn wo werden z. B. dein Alter, deine Knochenstärke u. a. berücksichtigt. Wenn du dich nackt im Spiegel siehst, dann erkennst du, wenn du zu dir selbst ehrlich bist, ob und wo es bei dir nicht stimmt. Eine Waage bestätigt dir nur, was du bereits weißt. Dein Idealgewicht hast du, wenn du dir ohne Vorurteil im Spiegel gefällst, nicht ständig kurzatmig und lethargisch bist. Drüsen- und Stoffwechselerkrankungen sind ein weiterer Hinweis vom Unterbewusstsein auf den Bereich deiner falschen, also negativen Gedanken. Sie sind aber nicht die Ursache für dein Gewichtsproblem. Deine Problemzonen sollen dich auch nur auf dein nicht richtiges Denken hinweisen. Benötigst du aufgrund deines gut funktionierenden Stoffwechsels oder deiner guten Drüsenfunktion weniger Nahrung als deine Mitmenschen, dann sei froh darüber. Du kannst natürlich auch so viel essen, wie du willst, du bist nur früher satt. Es stört dich sicherlich auch nicht, wenn das Auto deines Nachbarn doppelt so viel Treibstoff benötigt wie deines.

Je mehr du Bewegung, z. B. Sport, machst, desto mehr Energie verbrauchst du. Aber Bewegung macht auch hungrig und durstig. Du wirst also auch mehr zu dir nehmen. Willst du dein Idealgewicht anstatt durch Umdenken mit Sport erreichen, ist das gleich, als würdest du mit deinem Auto nur fahren, um Treibstoff zu verbrauchen, damit es leichter wird – sein Standardgewicht erreicht. Es spricht natürlich nichts gegen Sport, wenn er den Körper fit halten soll. Er soll aber nicht als (falsches) Werkzeug für dein Gewichtsproblem dienen.

# Ernährung

Der Mensch ist ein Mischkostesser.

Ich möchte niemandem vorschreiben, was er essen oder trinken soll. Auch möchte ich nichts »verdammen«, sondern nur das aufzeigen, was wirklich ist. Jeder muss selbst entscheiden, was für ihn gut und richtig ist.

Die Grundbestandteile der Nahrungsmittel sind:

***Tierisches und pflanzliches Eiweiß:***
z.B. in Milch, Eiern, Fisch, Fleisch, Innereien, Getreide, Hülsenfrüchten, Artischocken u. a.
***Fette/Kohlenhydrate:***
z.B. in Käse, Eiern, Früchten, Kartoffeln, Hülsenfrüchten, Brot, Getreide, grünem Gemüse u. a.
***Wasser, Vitamine, Mineralsalze, Spurenelemente:***
in Obst, Gemüse, Wasser, Säften, Vollgetreide, magerem Fleisch, Fisch u. a.

> Bekömmliche Nahrung riecht und schmeckt gut. Nicht bekömmliche Nahrung – Gift – riecht und schmeckt schlecht. Die Kombination, gut riechen – nicht gut schmecken, (meist bittere Sachen) wie z.B. Tabak, Kakao oder Kaffee ist der Hinweis auf eine süchtig machende Droge. Würdest du dein Lieblingsparfum trinken?

Führst du deinem Körper mehr Nahrung zu, als du benötigst, belastest du deinen Verdauungstrakt, deine Bauchspeicheldrüse, die Galle, die Leber, deine Blase und deinen Darm übermäßig. Die überschüssige verarbeitete Nahrung wird jetzt in Form von Fett(ringen), das (die) du herumschleppen musst und das (die) dein Leben verkürzen, abgelagert.

Isst du nicht das, was dein Körper gerade benötigt, da du deine innere Stimme, deinen Instinkt nicht beachtest, kann es vorkommen, dass du zwanghaft oder unersättlich weiterisst. Du fühlst dich voll und trotzdem hungrig. Deine erschöpften Nährstoffreserven, auf die dich dein Hunger aufmerksam gemacht hat, benötigst du jetzt für den Arbeitsvorgang des Verdauens. Der Hinweis darauf ist die Müdigkeit nach dem Essen. Jetzt wird dir auch verständlich werden, warum Übergewichtige immer weiteressen und meist träge sind. Der Energiemangel, der durch das Verdauen der derzeit nicht benötigten Nahrung vergrößert wird, kann sich auch durch morgendliche Energielosigkeit, Müdigkeit und Trägheit bemerkbar machen.

Die überschüssige Energie wird jetzt, wenn sie dein Unterbewusstsein als Werkzeug benötigt, als Fett in deinen zum Programm passenden Problemzonen eingelagert.

Unser Instinkt oder die Intuition ist das Ergebnis von drei Milliarden Jahren Evolution. Im Gegensatz zu wild lebenden Tieren besitzen wir durch die Fähigkeit des Denkens auch die Logik, der wir aber leider mehr vertrauen als unserem Instinkt.

Hörst du immer auf das Hungergefühl und auf das Gefühl satt zu sein, dann wirst du nie ein Problem mit deinem Idealgewicht und deiner Idealfigur haben. Folgst du also den Anweisungen deines Unterbewusstseins, wirst du deinen Hunger mit Vergnügen und Genuss stillen. Iss also erst dann, wenn du Hunger hast. Dann schmeckt und riecht das Essen für dich auch gut, und höre mit dem Essen auf, wenn dein Hunger gestillt ist. Nicht erst dann, wenn deine Fressgier befriedigt oder dein Teller leer ist.

Unser Geruchssinn soll uns beim Aufspüren von Nahrung behilflich sein. Die meisten von uns glauben aber, dass der angenehme Geruch, der z. B. beim Kochen entsteht, automatisch auch Hunger zu haben bedeutet. Ebenso auch das bloße Sehen von etwas Leckerem oder Essbarem.

Bevor wir unsere Instinkte weitgehend durch unsere Intelligenz ersetzt haben, haben wir uns größtenteils von Obst, Pflanzen (Gemüse) und Samen ernährt. Auch heute versetzen wir z. B. Getränke, Eiscreme, Pudding u. a. mit Vanille-, Erdbeer- und Zitronengeschmack etc. Wir würzen die Fleischgerichte mit Gewürzen, Salz und Saucen, damit sie uns schmecken.

Für die Verdauung von Obst und Gemüse verbrauchen wir nur wenig Energie. Wir bekommen aber Energie, Vitamine und alle lebenswichtigen Mineralstoffe, die unser Körper benötigt. Ein Kind wählt instinktiv Obst als Nahrungsmittel aus, bevor es die Programme (Fleisch, Milch etc.) der Erwachsenen übernimmt. Von diesen übernommenen Programmen und der dadurch bedingten Nachfrage nach diesen Produkten leben auf Kosten unserer Lebensenergie und Lebenszeit gewaltige Produktionssparten und Konzerne. Solange uns das Profitdenken in dem Ausmaß wie jetzt beherrscht, wird es über z.B. Milch, Zucker, Schokolade, Fleisch etc. kaum eine ehrliche Aufklärung geben.

*Unsere Illusionen vom Fleisch, der Milch und vielem anderen sind das Ergebnis von Fehlinformationen, Dummheit oder der Bequemlichkeit, selber zu denken, selber zu analysieren und selber zu urteilen.*

Lieber übernehmen wir die Meinungen und alten Überlieferungen der anderen.

Wir glauben z.B., dass Milch für uns im weiteren Leben lebenswichtig ist. Das Gegenteil ist aber richtig.

## Zur Milch:

Ab dem dritten Lebensjahr sind die für das Aufspalten und Verdauen der Milch notwendigen Enzyme, z.B. Renin und Laktase bei den meisten Menschen nicht mehr vorhanden. Von da an ist die Milch für unsere Verdauung eine starke Belastung. Das Kasein in der Milch gerinnt im Magen und bildet dadurch zähe, schwer verdauliche Klumpen. Die Kuhmilch hat dreihundertmal mehr Kasein als menschliche Muttermilch. Die Milch eines Seehundes ist für Seehundbabys ideal, für eine Maus oder ein Meerschweinchen ist ihre Zusammensetzung giftig bis tödlich. Alle Säugetiere werden von der Natur aus früh von der

Muttermilch entwöhnt. Kein erwachsenes Säugetier, auch keine Kuh, trinkt von Natur aus Milch. Auch der Elefant muss später keine Milch trinken oder Molkereiprodukte essen, um genug Kalzium für seinen Knochenaufbau und seine Stoßzähne zu bekommen. Der Kalziumbedarf wird durch die gefressenen Pflanzen gedeckt (im Normalfall auch beim Menschen).

## Zum Fleisch:

Auch Raubtiere decken ihren Eiweißbedarf überwiegend durch Pflanzen. Sie fressen normalerweise zuerst den Mageninhalt ihrer pflanzenfressenden Opfer, dann die Organe und erst danach ihr Fleisch.

Auch der Mensch ist kein ausgeprägter Fleischfresser. Die Länge unserer Gedärme entspricht einem Pflanzenfresser, denn Fleischfresser haben einen kurzen Darm. Rohes Fleisch können wir kaum zerkauen und verdauen. Unser Verdauungssystem ist für die Verdauung von Fleisch nicht optimal geschaffen. Uns fehlen auch teilweise die chemischen Stoffe dazu. Ohne Gewürze würde uns der Geschmack des Fleisches kaum zusagen. Fleisch ist für den Menschen eine schwer verdauliche Nahrung. Es liefert im Vergleich zu der zur Verdauung aufgewendeten Energie wenig Energie. Durch die Länge des Darms kann der Verdauungsvorgang des Fleisches bis zu zwanzig Stunden dauern.

Uns fehlen neben den langen Fangzähnen auch die starken langen Krallen um als Fleischfresser Tiere zu erlegen. Auch der Instinkt eines Raubtieres fehlt uns. Der einfachste Test dafür: Gib in einen Raum, in dem sich ein Kind befindet, einen Apfel und ein kleines Tier hinein. Was wird es essen? Kommt dir das zu kindlich vor, dann beachte deinen eigenen Instinkt und deine Gefühle, wenn du z. B. ein Kalb oder ein Lämmchen auf einer Wiese siehst. Überkommt dich Mordgier, beginnt dein »Eckzahn zu tropfen«, oder willst du dich darauf stürzen und es ermorden? Du findest es wahrscheinlich lieblich und möchtest es streicheln. Überlege, ob du in einer normalen Situation ein Tier selbst töten und es dann auch noch essen kannst. Jede Tötung eines Tieres (Säugetier) belastet den Täter mit einer Karmasünde.

Stell dir vor dem Genuss von Fleisch einmal die Tierhaltung, die unnatürlichen Fütterungsmethoden (Abfälle, Hormone, Antibiotika, Farbstoffe u. a.), die Quälerei bei den Transporten, die Problematik mit BSE und das oft grausame Töten der Tiere vor.

Wir ernähren uns fast ausschließlich vom Fleisch pflanzenfressender Tiere. Die Tiere, die wir essen, ernähren sich normalerweise besser und gesünder als wir. Wenn wir Fleisch essen, essen wir eigentlich Aas.

Vor dem Schlachten war das Tier Angst und großem Stress ausgesetzt. Die dabei entstandene hohe Adrenalinausschüttung, die in die Muskeln fließt, und die negative Energie nehmen wir beim Essen zu uns. Die negativen Schwingungen der Aggressionen und der Angst kommen jetzt beim Essen zu deiner eigenen umweltbedingten negativen Energie dazu. Das dürfte auch mit unserer alltäglichen Angst und Aggression im Zusammenhang stehen. Starke Fleischesser sind meistens aggressive Menschen.

Es ist auch bekannt, dass sich die Persönlichkeit nach einer größeren Menge Fremdblut (Eigenschwingung) ändern kann.

Wenn du dein Bewusstsein erweiterst, werden sich von selbst deine Gelüste und dein Geschmack verändern. Fleisch wird für dich immer weniger wichtig werden, Gemüse, Samen und Früchte werden dein Essen immer mehr bereichern. Du wirst in allen Bereichen feinfühliger werden. Hast du Lust auf etwas Bestimmtes, dann kläre, ob das Bedürfnis danach real ist, oder ob es von äußeren Einflüssen her stammt.

## Zum Zucker:

Durch das Raffinieren des Zuckers werden fast alle Nährstoffe, Vitamine, Mineralstoffe und Faserstoffe entfernt. Zurück bleiben minderwertige Kalorien und meist nicht benötigte Kohlehydrate, die später in Fett umgewandelt werden. Da Zucker nicht sättigt, kannst du dich sogar heißhungrig fühlen.

## Zur Schokolade:

Kakaopulver wird wie Schokolade aus Kakaosamen gemacht. Ungesüßt schmeckt Kakaopulver nicht gut - der Hinweis darauf, dass es sich um kein gesundes Nahrungsmittel handelt. Deshalb werden auch ungesunder Zucker, ungesunde Kuhmilch und verschiedene andere, meist ungesunde Zutaten zur Verbesserung beigefügt. Zusammen mit den anderen Zusatzstoffen sind die drei Hauptbestandteile (Kakaopulver, Zucker und Milch) für den Körper eine reine Belastung, die auch zu großen gesundheitlichen Problemen führen kann. Aber es erzeugt in uns die Illusion, etwas Angenehmes und Nährstoffreiches zu essen. Tatsächlich enthält Kakao eine süchtig machende Droge, nämlich Theobromin, ähnlich dem Koffein. Diese Droge veranlasst dich Kakao, Schokolade, Pralinen u. a. weiter zu dir zu nehmen, auch wenn dir schon beinahe schlecht ist.

Früher galt die Schokolade als Aphrodisiakum. Am Ende des 18. Jahrhunderts wurde zugleich vor Schokolade und sexuellen Exzessen gewarnt.

Die Illusion, dass Schokolade etwas Angenehmes und Nährstoffreiches sei, nützt die Werbung geschickt für die Gehirnwäsche aus; z.B. die Schokoriegel u. a. Stell dir beim Anblick von Schokolade die einzelnen Bestandteile und ihre Problematik vor und sei dir, wenn du ein labiler Typ bist, bewusst, dass wenn du das erste Stück Schokolade oder Praline *nicht* isst, du den nächsten Stücken nicht widerstehen musst.

Die energiereichen *»Riegel«* versüßen die Pausen, ob vor dem Fernseher, in der Schule oder bei der Arbeit. Die in der Werbung versprochene Energie wird tatsächlich innerhalb von Minuten geliefert. Der anschließende Energieabfall ist dann aber größer als der ursprüngliche Gewinn. So wirst du aber nicht satt, dafür aber zeitweise munter. Diese Kalorienbomben können rasches Ermüden, z.B. beim Autofahren, in der Schule, bei der Arbeit hervorrufen. Beim Dauergebrauch können Karies, Diabetes, Darmerkrankungen und Vitaminabbau auftreten. Wäge einmal das Für und Wider ab!

## Zum Obst und Gemüse:

Auch die Qualität von Obst und Gemüse ist zu beachten. Anorganische Düngemittel und andere giftige Präparate (z.B. Spritzmittel u. a. Schadstoffe) werden in unserem Körper nur schwer oder nicht aufgelöst und abgebaut. Sie werden im Körper eingelagert. Auch hier brauchst du nur auf deine Intuition zu vertrauen. Ein Kaninchen frisst eine »biologisch« angebaute Karotte und lässt eine mit Kunstdünger produzierte Karotte liegen.

Obst und Gemüse versorgen unseren Körper mit Vitaminen. Durch Transport (Ausland), falsche Lagerung und falsche Zubereitung gehen aber sehr viele Vitamine verloren. Kartoffeln können bei falscher Lagerung nach drei Monaten bis zu einem Drittel ihres Vitamin-C-Gehaltes verloren haben. Nach zwei bis drei Tagen kann das Vitamin C im Blattgemüse zerstört sein. Spargel z.B. verliert bei einer Lagerung von einer Woche bei 0 Grad ca. 50 % des Vitamin-C-Gehaltes, bei Raumtemperatur 90 %. Sehr empfindlich sind auch die B-Vitamine.

Durch langes Waschen werden dem Gemüse die wasserlöslichen Vitamine entzogen.

Durch starkes Erhitzen der Nahrung werden nicht nur die Bakterien, sondern oft auch die Nährstoffe (Vitamine etc.) abgetötet. Auch beim langsamen, langen Kochen und langsamen Abkühlen oder durch Warmhalten der Nahrungsmittel werden die Vitamine zerstört. Fleisch kann beim Grillen bis zu 40 %, beim Braten in der Pfanne bis zu 50 % und im Backrohr bis zu 60 % mancher B-Vitamine verlieren. Ein Teil davon ist im Fleischsaft und kann für Saucen verwendet werden.

Beim Konservieren der Nahrung werden oft für den Menschen schädliche Stoffe beigefügt.

Früher wurde ein Feld nur jedes dritte Jahr bebaut, dann lag es zwei Jahre brach. Heute bringen, je nach Klimazone, manche Felder bis zu drei Ernten pro Jahr. Die Nachdüngung mit Kunstdünger bringt viele Spurenelemente nicht mehr zurück. Benötigst du welche davon und sind diese in der Nahrung nicht vorhanden, wirst du das Gefühl haben, nicht satt zu sein. Deine Gelüste nach der Nahrung, in der diese Spurenelemente normalerweise vorhanden sind, bleiben bestehen, obwohl du schon satt bist. Du isst alles Mögliche, bekommst aber nicht das, was du brauchst. Das Überschüssige wird jetzt im Körper eingelagert. Die Alternativen sind das Biogemüse und das biologisch erzeugte Obst, wenn es wirklich biologisch ist.

## Kombinationen

Kombinierst du ein stark eiweißhaltiges Nahrungsmittel wie Fleisch mit einem überwiegend kohlehydrathaltigen wie z.B. Kartoffeln, so werden im Magen säurehaltige Verdauungssäfte produziert, um das Eiweiß zu verdauen. Die Verdauungssäfte für das Aufspalten der Kohlehydrate sind aber basisch. Wenn sich eine Lauge mit einer Säure mischt, neutralisieren sie sich gegenseitig. Jetzt wird aber von beiden noch mehr produziert und dein Magen hat zu kämpfen, um die ihm gestellte Aufgabe zu lösen. Die weiteren Nahrungsmittel, die du bei deiner Mahlzeit zu dir nimmst, verschlimmern die Aufgabe des Magens noch mehr. Es kann zu Sodbrennen und Verdauungsstörungen kommen. Auch das Obst als Nachspeise zu diesem Essen kann kaum verdaut werden, da es im Magen hinter dem Fleisch verrottet, anstatt im Darm verwertet zu werden. Im Extremfall kann diese schlecht kombinierte Nahrung länger als acht Stunden im Magen liegen bleiben. Da die meisten Nährstoffe, die in der Nahrung vorhanden waren, im Magen verdorben sind, kann auch der Darm kaum mehr etwas verwerten.

Hinweis:

Iss, wenn es sich vermeiden lässt, Obst nicht zugleich mit anderen Nahrungsmitteln. Iss es auch nicht, wenn dein Magen noch nicht leer ist, denn das Obst wird nicht im Magen, sondern überwiegend erst im Darm aufgearbeitet. Du solltest auch nach dem Obstgenuss einige Zeit (vielleicht eine halbe Stunde) mit dem Essen anderer Nahrungsmittel warten.

Iss nach Möglichkeit nicht während einer Mahlzeit stark eiweißhaltige (Fleisch, Geflügel, Fisch und Milchprodukte) und stark kohlehydrathaltige Nahrungsmittel (Brot, Getreide, Reis, Kartoffeln oder Nudeln) zusammen.

Gemüsesorten, die nicht stärkehaltig sind, sondern einen hohen Wassergehalt haben, können sowohl durch basische als auch säurehaltige Verdauungssäfte verdaut werden. Sie können deshalb sowohl mit den eiweißhaltigen als auch mit den kohlehydrathaltigen Nahrungsmitteln kombiniert werden.

Zum Frühstück:

Obst, das Gesündeste zum Frühstück, ist eine Gewöhnungssache. Dein Magen ist jetzt leer. Ohne Probleme kann jetzt das saftige, reinigende, für den Körper so wertvolle frische Obst verdaut werden. Eintönigkeit eines solchen Frühstücks ist nur eine Ausrede, denn es gibt davon ein reichhaltiges Angebot. Abgesehen von den heimischen Obstsorten wie Äpfel, Birnen, Pflaumen, Pfirsiche, Marillen, Nektarinen, Kirschen u. a. gibt es die verschiedenen Südfrüchte, verschiedene Beeren, Trauben, die vielen exotischen Früchte usw. Du kannst vom Obst jede erträgliche Menge essen, ohne zuzunehmen. Versuche langsam, schrittweise deine Essgewohnheiten zu ändern. So wirst du dich fit und dynamisch fühlen und fühl- und sichtbar mehr Energie haben. Du wirst Obst zum Frühstück zu lieben beginnen.

# Getränke

## Wasser

Der Körper besteht nach der Geburt aus ca. 85 % Wasser. Im Laufe des Alterns trocknet er immer mehr aus und besteht im Alter nur mehr aus ca. 65 % Wasser. Das Gehirn und das Blut bestehen aus ca. 90 % Wasser. Das Wasser im Körper wird unter anderem auch zum Ausschwemmen der selbst produzierten und der aufgenommenen Giftstoffe gebraucht.

Für das Konservieren und um die meist tote Nahrung künstlich schmackhafter zu machen, wird oft die Chemie eingesetzt. Dazu kommen jetzt noch die Chemikalien aus unserer Umwelt; ob durch die Umweltverschmutzung, die Düngung mit Kunstdünger, durch Pestizide, Fungizide oder Insektizide u. a. Das ist auf die Dauer eines Menschenlebens eine massive Belastung für den Körper, der diese Giftstoffe wieder loszuwerden versucht.

Bist du in einem Denkprogramm »daneben«, wird dein Unterbewusstsein vielleicht auf so eine Verschmutzung in deinem Körper als Werkzeug zurückgreifen und damit ein Symptom erzeugen.

*Leitungswasser* ist in den Ballungsgebieten meist sehr stark geklärt und aufbereitet, da es oft aus Abwässern hergestellt wird. Das meist dazu verwendete Chlor wirkt sich im menschlichen Körper nicht positiv aus (Arteriesklerose

u. a.). Die wertvollen Kolloide werden zerstört, und Zusätze, die z. B. das Rosten der alten Wasserleitungen verhindern sollen, wirken sich auf das Blut aus. Angeblich kann das Unterbewusstsein, wenn nötig, auch noch auf Tausende von krebsauslösenden Substanzen in solchem Wasser zurückgreifen.

Auch das in Flaschen *abgefüllte Wasser* wird vor dem Abfüllen »behandelt«, was im Allgemeinen für den Körper nicht das Beste ist. Wird das Wasser mit Kohlendioxyd angereichert, gibt man eigentlich das dazu, was der Körper beim Ausatmen loswerden will. Kohlensäure verringert den Sauerstofftransport im Blut. Die Lunge muss deshalb mehr arbeiten.

*Destilliertes Wasser* enthält keine Mineralien und Salze. Es entzieht dem Körper die Mineralstoffe und Salze, bis es gesättigt ist. Auch die elektrische Ladung fehlt ihm.

Wird das Wasser durch Membrane gepresst, wird es frei von Feststoffen und Bakterien. Das neutrale und mineralienfreie Wasser, das bei dieser *einseitigen Osmose* entsteht, reinigt den Körper.

Das Beste und Gesündeste ist aber das *Quellwasser*, oder wenn möglich reines *Grundwasser*. Das Grundwasser wird aber in den letzten Jahrzehnten durch Überdüngung, Verschmutzung (saurer Regen) und Abwässer immer mehr verunreinigt. *Weiches Wasser* hat wenig Mineralstoffe, Kalk und Spurenelemente, es ist schal im Geschmack. *Hartes Wasser* beinhaltet viele Mineralstoffe, Kalk und Spurenelemente, es ist bekömmlich im Geschmack und ein gut geeignetes Trinkwasser.

Die Körperflüssigkeiten können nur dann, wenn sie ungehemmt von Giftstoffen und unnötigem Ballast durch den Körper fließen können, ihre Aufgaben im Körper erfüllen. Ansonsten kannst du dich unwohl fühlen, und/oder du wirst, wenn es dein Unterbewusstsein als Werkzeug benötigt, dadurch krank.

Wenn du die Schwingung des Wassers deiner Schwingung angleichen willst, dann trink einen Schluck Wasser aus dem Glas und stell den Geschmack fest. Dann lege deine Hand locker mit der Handfläche auf das Glas mit dem Wasser. Du wirst jetzt ein Summen, ein Vibrieren oder ein Wärmegefühl in der Hand verspüren.

Wenn das Gefühl vergeht, ist die Frequenz des Wassers mit deiner Frequenz identisch. Wenn du jetzt davon trinkst, wirst du feststellen, dass es jetzt anders schmeckt, meist süßer.

Durch die Medien werden wir laufend einer Gehirnwäsche unterworfen. Sie reden uns z. B. ein, wie gesund und wichtig für uns Getränke wie Milch, Kaffee, Tee, Limonaden, Energiedrinks, alkoholische Getränke, Biere, Mineralwasser und andere (wohlschmeckende) Getränke sind.

Das aufputschende Koffein im *Tee und Kaffee* ist eine süchtig machende Droge. Baut der Körper Koffein wieder ab, entsteht ein leeres Gefühl, der Hinweis auf die Notwendigkeit der nächsten Schale. So lindert jede Schale die Entzugssymptome der vorherigen. Lebst du dein Leben richtig, benötigst du kein Aufputschmittel. Es spricht aber nichts gegen den *gelegentlichen* Genuss von Tee oder Kaffee.

Wenn du dich an den Geschmack oder den Genuss irgendeines Genussmittels, z. B. Bier, Nikotin, Kaffee, Alkohol u. a. erst gewöhnen musst, so ist das der Hinweis von deinem Unterbewusstsein, dass dieses Genussmittel nicht das natürliche, richtige, sondern eher etwas Süchtigmachendes für deinen Körper ist. Kinder und Tiere mögen den Geschmack und den Geruch von z. B. Alkohol, Nikotin oder Kaffee usw. so lange nicht, bis sie davon abhängig geworden sind. Oft ist uns ein Ritual wichtiger, als etwas wirklich zu genießen. Meist verbessert man den eigentlichen widerlichen Geschmack des Tees und des Kaffees mit Milch und Zucker. Die Alternative dazu wären z. B. Kräutertees.

Am allerbesten für unseren Körper ist wie für fast alle Lebewesen reines sauerstoffhaltiges (rechtsdrehendes) Wasser.

Sehr wichtig ist es, erst einmal zu erkennen, wie man von den Medien laufend manipuliert wird; wie fast ein jeder von uns der Gehirnwäsche (für das Profitdenken der anderen) unterliegt. Es ist wichtig, das nicht nur zu erkennen, sondern auch wieder zu lernen, auf den eigenen Instinkt zu hören und ihm zu vertrauen.

## Zusammenfassung

Jeder (Körper) muss selbst herausfinden, mit welcher Nahrung und welcher Essenszeit (Rhythmus) er sich wohlfühlt.

Niemand hat das Recht, jemandem anderen zu sagen, was er zu tun oder zu lassen hat. Was für den einen gut und richtig ist, kann für den anderen negativ sein.

Wenn du dich in und mit deinem Körper glücklich, frisch, dynamisch und gesund fühlst, wird auch deine Ernährung stimmen.

Beobachte eine Woche lang den Rhythmus deines Körpers. So kannst du deine Grundbedürfnisse kennenlernen. Du erfährst, wie oft und wann du Hunger hast, wie viel und was du zu dir nehmen sollst. Dein Körper sagt dir jetzt über deine Gelüste, was er jetzt benötigt. Du brauchst nur nach innen zu hören.

Wenn du auf deinen Instinkt achtest, wirst du erkennen, dass Obst, Gemüse, Nüsse und Samen (Getreide) dir am besten schmecken. Das ist der Hinweis von deinem Unterbewusstsein, dass sie das Optimale für deinen Körper und deinen Energiehaushalt sind. Auch unser Verdauungssystem ist dafür am besten geeignet.

Du solltest dann essen, wenn du wirklich Hunger verspürst, du solltest, wenn möglich zum richtigen Zeitpunkt, deine für dich jetzt richtige Nahrung kombinieren, und sie in Ruhe zu dir nehmen. Auch wenn es dir jetzt so vorkommt, dass sich das in der Praxis nicht oder nur schwer durchführen lässt, es funktioniert, wenn du deine alten, eingefahrenen Denkmuster und Programme änderst. Dein

Ego und deine Bequemlichkeit können sich am Anfang dagegen wehren. Du bist aber der Chef in deinem Körper, und du hast in diesem Körper eine nur begrenzte Zeit, um ein schönes, gesundes Leben zu führen. Beginne mit deiner Veränderung sofort, denn es ist schade um jeden Tag, an dem du dir das neue Körpergefühl und deinen neuen Körper vorenthältst.

Löse dich von der Gewohnheit und dem Klischee der drei Mahlzeiten pro Tag und dem (angelernten) Zwang, deinen Teller leer essen zu müssen.

Essen kannst du nur dann richtig genießen, wenn du wirklich Appetit hast. Einen guten Appetit hast du aber nur, wenn du dich wirklich hungrig fühlst. Hungrig bist du aber nur, wenn du nicht laufend Kleinigkeiten isst. Wenn du erreichst, dass ca. zwei Drittel deiner Nahrung aus gesundem Obst und (nicht totgekochtem) Gemüse bestehen, wird sich deine Lebensqualität gewaltig erhöhen. Z. B. zum Frühstück und zwischendurch Obst, zu Mittag überwiegend Gemüse und Salat, dann wird die Mahlzeit, bei der du das isst, wonach dir ist, kaum schaden. Wenn du begriffen hast, dass du nichts aufgeben musst, sondern nur deine Art zu denken und zu handeln zu ändern brauchst, wirst du auch nichts vermissen. Du wirst deine neue Art zu leben genießen und dich dabei wohlfühlen, denn die Zeit der Kurzatmigkeit, Energielosigkeit, Selbstverachtung, der Verdauungsstörungen und aller anderen durch Gewichtsprobleme hervorgerufenen körperlichen und psychischen Probleme ist vorbei.

Gebrauche deinen Instinkt, deinen gesunden Menschenverstand und beginne zu denken und zu leben, anstatt zu vegetieren.

## Test, ob etwas nützlich oder schädlich für deinen Körper ist

Willst du wissen, ob dieses oder jenes für deinen Körper gut oder schädlich ist, wenn du es zu dir nimmst, dann frage dein Höheres Selbst. Die erste, sich spontan einstellende Antwort ist immer richtig.

Da in diesem Fall als Antwort ein »Ja« oder »Nein« genügt, kannst du auch, nachdem du dir bewusst gemacht hast, dass dein Höheres Selbst alles weiß und dir jetzt antworten wird, deine Frage stellen, und dann eine Münze aufwerfen, nachdem du dir klar bist, welche Seite ja oder nein bedeutet. Auch diese Antwort ist immer richtig.

Du kannst auch ein Pendel über das Nahrungsmittel halten und dich innerlich fragen, ob es gut für dich ist. Das Pendel wird es dir mit seinem Ausschlag mitteilen. Du kannst auch auf ein Blatt Papier die Nahrungsmittel aufschreiben, von denen du wissen willst, ob sie für deinen Körper schädlich sind. Schlägt das Pendel über einem Wort aus, solltest du dieses Nahrungsmittel in der nächsten Zeit meiden.

Auch die Unendlichkeitsschleife ist sehr beliebt. Dabei machst du mit deinem rechten Daumen und dem Zeigefinger einen lockeren Kreis. Mit dem linken Zeigefinger fährst du jetzt in diesen Kreis und berührst ihn locker mit deinem linken Daumen. Jetzt fragst du dein Höheres Selbst, ob dieses Genuss- oder Nahrungsmittel für deinen Körper jetzt das Richtige ist, dabei ziehst du die beiden Kreise auseinander. Geht das ganz leicht, ist das Genuss- oder Nahrungsmittel für deinen Körper nicht gut. Ist beim

Auseinanderziehen ein Widerstand vorhanden, ist es gut für deinen Körper.

Sollte die Gefahr bestehen, dass du dich dabei selber belügen willst, dann kannst du auch an deiner linken Hand 15 Sekunden lang deinen Pulsschlag messen und ihn mit 4 multiplizieren. Jetzt hast du deinen Pulsschlag für eine Minute. Nun legst du für zwei Minuten ein kleines Stück des Genuss- oder Nahrungsmittels oder ein wenig der Flüssigkeit unter deine Zunge.

Nach diesen zwei Minuten kannst du es herausnehmen oder hinunterschlucken. Jetzt misst du wieder wie vorhin deinen Puls. Wenn jetzt der Pulsschlag um 20 bis 30 Schläge höher ist als zuvor, dann ist das Getestete für deinen Körper schädlich.

Nachdem du einen Test gemacht hast, wird dir bewusst werden, dass für dich wahrscheinlich Milchprodukte, konservierte Nahrung, Fleisch, Alkohol, Kaffee, Schokolade, Zucker, Limonaden u. a. nicht bekömmlich sind.

# Diät

Bei einer Diät lässt das Unterbewusstsein anfangs alle Körperfunktionen unverändert weiterlaufen. Was an Nachschub fehlt, wird vom Fett in den Körperdepots ergänzt, du nimmst ab. Früher oder später erkennt das Unterbewusstsein, dass das »Idealbild«, dein »erarbeiteter Körper«, nicht mehr stimmt. Jetzt schränkt es die Körperfunktionen ein, um trotz vermindertem Nahrungsangebot das »Idealbild« wieder herzustellen. Du wirst jetzt schneller müde, oder dir ist öfters kalt. Trotz deiner Diät nimmst du langsam wieder zu.

Mit einer Diät wird dein Körper auf eine noch bessere Futterverwertung trainiert. Dein Unterbewusstsein sichert sich und ihn für die nächste magere Diätzeit ab. Mit jeder »Dürrezeit« wird der Körper sparsamer und raffinierter.

Jeder Diät, jeder körperlichen Betätigung, Akupunktur usw. wird mit Gegenmaßnahmen wie verstärktem Hunger, besserer Verwertung u. a. vom Unterbewusstsein her begegnet. Leichter zu verstehen ist das vielleicht mit dem Beispiel Hitze und Kälte. Kommen von außen höhere Temperaturen als die (normale) Körpertemperatur auf dich zu, reagiert dein Körper vom Unterbewusstsein gesteuert mit Schwitzen, bei Kälte mit Körperzittern, um die Normaltemperatur halten zu können. Nur in Ausnahmefällen, z. B. Entzündungen oder mehr Appetit bei größeren Leistungen, reguliert das Unterbewusstsein »höher«. So werden auch Fressattacken nach Hungerkuren verständlich. Das Gleichgewicht soll gehalten werden.

*Bei einer Diät versuchst du, Symptome zu beseitigen, ohne nach der Ursache zu fragen.*

Du weigerst dich, die Verantwortung für dein eigenes Leben zu übernehmen. Innerhalb eines Jahres haben 98 % der Personen, die eine Diät machen, ihr altes Gewicht, meist aber einige Kilogramm mehr, wieder.

Du wirst bereits erkannt haben, dass die Ursache für ein Gewichtsproblem aus deinem Denken kommt, und dass deshalb auch keine Diät auf der menschlichen Ebene von dauerhafter Wirkung sein kann.

Als Alternative zu den Diäten gab es früher noch die gefährlichen Appetitzügler.

Die harntreibenden Mittel können unter anderem zu großen Gesundheitsbeeinträchtigungen, z.B. Dehydrierung führen.

Abführmittel können bei längerer Einnahme die Darmfunktion beeinträchtigen. Zu großen körperlichen Problemen führt auch der Missbrauch von Schilddrüsenhormonen. Die Schulmedizin hat u. a. auch noch die Möglichkeit, den Magen einzuengen, ihn abzubinden oder einen Ballon in den Magen einzusetzen usw., um ein andauerndes Völlegefühl zu erreichen. Alle angeführten Maßnahmen inklusive medizinischer Kiefersperre oder ein gekürzter Darm usw. können keine andauernde positive Wirkung haben. Mit ihnen wird das Symptom nur verschoben. Die Aufforderung nach Aufarbeitung des negativen Programms kommt früher oder später verstärkt wieder auf dich zu.

Stimmt dein geistiges Gleichgewicht nicht, stimmt auch dein körperliches Gleichgewicht nicht. Wie innen, so außen.

Manche leben aber anscheinend nach dem Motto: Wenn schon keine innere Ganzheit (Rundheit), dann wenigstens eine äußere.

### Funktion einer Diät auf der menschlichen Ebene:

Am Anfang einer Diät werden die in der Leber und in den Muskeln abgelagerten Energiereserven, die aus Zucker gebildet sind, aufgebraucht. Diese Energiereserven sind im Verhältnis eins zu drei mit Wasser gebunden. Darum schwindet das Gewicht am Anfang einer Diät so rasch dahin. Sind diese Reserven aufgebraucht, werden nach vier bis sechs Tagen die Fettzellen angezapft und der Stoffwechsel stark reduziert, um so wenig Energie wie nur möglich zu verbrauchen. Nach drei Wochen hat sich der Körper auf dieses Programm eingestellt, und der Energieverbrauch kann bei Radikaldiäten bis zu 20 % sinken. Ab jetzt beginnt der Kampf um jedes Gramm Fett, Eiweiß und Zucker zwischen Kopf und Körper. Bleibt der Kopf hart, besonders den Gelüsten nach Süßem gegenüber, werden weiter die Fettzellendepots abgebaut. Jetzt wird aber auch die Muskulatur angegriffen. Sport während einer Diät verhindert den Muskelabbau. Betreibt man keinen Sport und isst man nach einer Diät dieselbe Menge wie zuvor, das sind jetzt zirka 15 % zu viel, werden diese 15 % als Fettzellen abgelagert, und der Körper ist jetzt schwammiger und fettzellenreicher als vor der Diät. Besser wäre jetzt eine ausgewogene, fettarme Mischkost und natürlich das bewusste Erkennen und das bewusste Aufarbeiten der Ursache.

*Stimmt dein geistiges Gleichgewicht nicht, stimmt auch dein körperliches Gleichgewicht nicht. Wie innen, so außen.*

## Bewegung – Sport

Betreibst du Sport, um dich fit und gesund zu fühlen, oder nur zur Gewichtsreduktion? Dann betreibst du ihn wahrscheinlich wegen eines Buß- oder Schuldgefühls. In deiner Jugend hast du Sport, z. B. Tanzen, Wandern, Schwimmen, Skifahren, Fußball, Turnen, Tennis u. a., auch nicht aus diesen Gründen freiwillig gemacht, sondern aus Spaß und Freude. Du konntest mehr und öfters essen, ohne zuzunehmen. Dein Körper war fit und gesund, es kam auch keine Langeweile auf, die heute oft ein Grund zum Häufig- und Zuvielessen ist. Betreib sportliche Aktivitäten immer nur zu deinem Spaß und deinem wirklichen Wohlbefinden und nicht, weil es derzeit schick und in ist. Betreib eine Sportart oder eine Meditation immer nur zu dem Zeitpunkt, an dem du dich damit wohlfühlst. Betreibst du Sport nur für dein Ego (z. B. Leistungssport), wirst du früher oder später die Rechnung über deinen Körper serviert bekommen.

# Essensmuster

## Man ist, wie man isst und was man isst

Der Hunger steht symbolisch für das Haben-oder-hineinnehmen-Wollen, er ist der Ausdruck einer bestimmten Gier. Beim Essen wird dieses Wollen durch das Hineinnehmen, die Sättigung und durch die Integration des Zu-sich-Genommenen befriedigt.

Aus deinen Essmustern kannst du dein Lebensmuster erkennen. Wenn du beim Betrachten dessen, was du isst, was du ablehnst, was du bevorzugst und wie du isst, zu dir selbst ehrlich bist, kannst du daraus erkennen, wo deine Schwerpunkte sind und wie du dein Leben lebst. Wegen der Eigenblindheit ist es immer besser, sich von einem dir nahestehenden Außenstehenden deine Essmuster beschreiben zu lassen. Du würdest dich doch kaum selbst z. B. als hastigen Schlinger beschreiben oder empfinden.

Meist werden für unsere Essensmuster äußere Umstände verantwortlich gemacht – das Elternhaus, die Hektik usw.

Am Anfang des Essens geht, durch den Hunger bedingt, die Nahrungsaufnahme rasch und in größerer Menge vor sich. Wirst du satter, wirst du weniger und langsamer essen. Personen, die in ihrer Kindheit nicht gedrillt wurden, hören dann, egal wie viel Nahrung noch auf dem Teller oder Tisch vorhanden ist, mit dem Essen auf. Der Appetit vergeht.

Beim gestörten Essverhalten kommt der Appetit mit dem Essen. Es wird dann mit gleichbleibender Geschwindigkeit hineingeschaufelt, bis nichts mehr da ist.

Das Alles-aufessen-Müssen ist oft schon als Kind anerzogen worden. Es ist meist der Hinweis darauf, dass du als Kind nicht Nein sagen durftest. Sprüche oder Erpressungen wie: »Aufgestanden wird erst, wenn der Teller leer ist«, »Schmeckt es dir vielleicht nicht«, »Ein Löffel für den Papa ...«, »Nachtisch bekommt nur, wer alles aufgegessen hat«, »Ein braves Kind isst alles auf«, sind unnütze Nötigungen zum Essen, die sich später rächen werden.

Sattessen wäre für den Körper richtig, aufessen logischerweise schädlich und belastend.

Auch das Essen nach dem Motto: »Gegessen wird, was auf den Tisch kommt«, hat dieselbe Wirkung, wie das alles kritiklos aufzuessen, was vor dir steht. Du solltest aber nach innen horchen und auch beim Essen kritisch sein. Dein Körper sagt dir, was er braucht, und was jetzt für dich richtig ist. Benutze auch deinen Geschmackssinn, deine Nase und deine Augen für die Auswahl deiner Nahrungsmittel.

Bedauernswert sind auch jene Kinder, die um den Eltern zu gefallen, um geliebt und anerkannt zu werden, alles, oft auch die Reste der anderen, aufessen. Später zeigt sich dieses Fehlverhalten über den Körper wieder. Manche Eltern oder Mitmenschen erkaufen sich mit Süßigkeiten ihre Ruhe.

Besser ist es, wenn auch das Kind in das Auswahlverfahren des Essens integriert wird. Es sollte auch gelobt werden, wenn es nicht alles aufgegessen hat. Auch die

Möglichkeit, zuerst nur zu probieren, sollte erwogen werden. Wenn das Kind mit Genuss und Freude isst, spiegelt sich das in seinem ganzen Verhalten und in seinem Gesundheitszustand wider.

*Die wichtigsten Essensmuster entwickeln sich in der Kindheit. Meist werden zu diesem Zeitpunkt die späteren Konflikte und Probleme vorprogrammiert.*

Wenn du dein Leben respektierst und achtest, wirst du es auch genießen. Das erkennt man dann auch an deinem Essverhalten. Du bist ein *ruhiger, gelassener Genießer,* der dem Essen den nötigen Respekt zollt und es mit (Be)Achtung verzehrt. Ein Büfett kann für dich zu einer »Qual« werden, da du alles genießen möchtest, und deine Augen wahrscheinlich oft größer sind als dein Magen.

Heute wird immer seltener (anstatt gegessen) *gespeist oder getafelt.* Dabei sollten das Ambiente, die Dekoration und die Präsentation des Essens, kurz gesagt, alles stimmen. Es wird auch nicht gegessen, sondern gespeist. Bevorzugst du diese Art der Nahrungsaufnahme, wird sich das Gestellte, Gekünstelte, nicht Reale wahrscheinlich auch auf deine anderen Lebensbereiche übertragen. Du bist eine Marionette. Es liegt an dir, das Leben realer sehen zu lernen oder in deiner Scheinwelt zu verbleiben.

Das Gegenteil ist der (robuste) sich um keine Regeln kümmernde *Allesfresser*. Als solcher nimmst du im Leben, wie beim Essen, alles, wie es kommt. Rasch, ohne viel nachzudenken, erledigst du meist ohne Feingefühl alles im Leben, auch das Essen.

Reicht dir die »normale« Kost nicht mehr, wirst du zu einem *Extremisten*. Um dein mehr oder weniger bewusstes Minderwertigkeitsgefühl zu verbergen, isst du mit Vorliebe ausgefallene Dinge, z. B. blutiges Fleisch, lebendes Affenhirn und andere Sachen, die bei deinen Mitmenschen Abscheu und oft auch Ekel erregen.

Ein *vorsichtiger Genießer* wird sein Misstrauen sicherlich nicht nur auf das Essen beschränken. Bist du ein »vorsichtiger Genießer«, dann arbeite die Ursache deines Misstrauens, die wahrscheinlich ihren Ursprung in der Kindheit hat, bewusst auf, und du kannst wieder unbeschwert genießen.

Bist du ein *hastiger Esser*, der das Essen hineinschlingt (oft ein Schnellimbisskunde), kannst du auf allen Ebenen nicht genießen. Du bist meist hektisch und bestrebt, schnell und viel zu erleben und zu erreichen; allerdings nur oberflächlich. Zum Kauen bleibt dir kaum Zeit, du schlingst große Stücke hinunter. Zum Erkennen und Genießen, was du isst, und zum Zerbeißen hast du keine Zeit. Genauso weichst du in deinem Leben einer ernsthaften Auseinandersetzung und dem »Den-Dingen-und-Problemen-auf-den-Grund-gehen« aus. Sowenig, wie dir dein Leben wirklich Spaß macht, macht es dir dein Essen.

Auch der sogenannte »Futterneid« kann die Ursache für das hastige Hinunterschlingen sein. Das negative Programm, das dahintersteht, sieht so aus, dass du glaubst, nicht genug zu bekommen, deshalb bist du auch nicht bereit, genug zu geben. Denke um, bevor dich dein Unterbewusstsein mit schmerzhaften Magenproblemen auf dein falsches (Mangel)Denken aufmerksam macht.

## Trinkmuster

Wie beim Essensmuster kann man auch an der Art zu trinken deine Lebenseinstellung erkennen.

Vom gierigen, hastigen Trinken bis zum dezenten, vorsichtigen Nippen reichen die Trinkgewohnheiten. Ebenso ist auch deine Einstellung zum Leben.

Robuste, erdverbundene Menschen trinken gerne aus großen, massiven Gefäßen. Sensiblere, feinfühlende Menschen nippen lieber aus leichteren, vielleicht sogar wertvollen Gefäßen.

Der eine trinkt harte Sachen, um gut und stark zu wirken, der andere trinkt vielleicht mit Vorliebe Fruchtsäfte. Er zeigt offen, dass er nichts vortäuschen will und nichts vorzutäuschen braucht. Er ist der ehrlichere. Das Extrem weist auf das Gegenteil hin, es macht früher oder später ehrlich. Der zuerst gute, starke, angebende Trinker, der so seinen Minderwertigkeitskomplex überspielt, der aber später weinerlich und zu schwach ist, um sich vom Alkohol zu trennen.

## Die Deutung der Ablehnung und der Vorlieben für gewisse Speisen

Die Nahrungsmittel und Speisen, die du gerne isst oder die du ablehnst, sind eine Aussage über dich selbst. Eine jede Ablehnung oder Vorliebe für eine Speise weist auf deine Art zu denken, also auf dein Lebensmuster hin. Du bist, was du isst.

Bevorzugst du *Flüssignahrung*, von der Suppe bis zum Brei, weist das auf dein Nicht-erwachsen-werden-Wollen, also deine mangelnde Selbstständigkeit hin. Wie du der Realität, den Problemen, den unangenehmen Dingen und der Härte ausweichst, zeigt sich in deiner Vorliebe, dich verwöhnen, umsorgen und bekochen zu lassen. So brauchst du selbst nichts zu tun, du brauchst nur das, was andere vorbereitet haben, zu schlucken und kannst so die Verantwortung für alles an andere abgeben und so deine Mitarbeit und Verantwortung verweigern. So brauchst du dich nirgends durchzubeißen. Diese Kost kann man auch als *Schonkost* bezeichnen.

Willst du dich dem Leben und seinen Herausforderungen nicht stellen, nicht aktiv werden, dich damit auseinandersetzen und dich durchbeißen, wird früher oder später durch den hineingefressenen Ärger dein Magen erkranken. Auf dein babyhaftes Verhalten wirst du durch das Essen von *Breikost* hingewiesen. Es ist der Hinweis auf deine Weigerung, Mitarbeit und Eigenverantwortung zu übernehmen. Du solltest in deinem Leben aktiv werden, dein mangelndes Selbstbewusstsein durch Erfolge aufbauen, Verantwortung ohne Angst übernehmen und dich im Leben durchbeißen. Setzt und beißt du dich in deinem Leben durch, bist du also ein selbstständiger Mensch, wirst du kaum eine besondere Vorliebe für Suppen und breiige Kost haben.

Bist du ein(e) *Schokolade-, Süßigkeiten-* und *Mehlspeisenliebhaber/in,* wirst du, wenn die konsumierte Menge größer wird, auf deinen mehr oder weniger bewussten (verdrängten) Wunsch nach einem »süßen« Leben hingewiesen. Es fehlt dir an Liebe und Zärtlichkeiten. Wird dein Hunger nach Liebe im Leben nicht gestillt, wird er in den Körper abgeschoben und taucht dort dann als Hunger nach Süßigkeiten wieder auf. Der übermäßige Heißhunger nach Süßigkeiten und das Naschen sind der Hinweis auf deinen nicht befriedigten Liebeshunger. Du solltest dir Liebe und Zärtlichkeiten aber nicht auf der menschlichen Ebene in Form von Süßspeisen holen, sondern mutig nach außen gehen und Liebe, Geborgenheit und Harmonie in Form dieser Gefühle wirklich erleben. Ansonsten wird dich dein Unterbewusstsein früher oder später mit körperlicher Fülle darauf aufmerksam machen.

Bei einem Kind ist das der Hinweis darauf, dass es sich, mehr oder weniger bewusst, nicht genug geliebt fühlt. Wenn du auch der Meinung bist, alles für dein Kind zu tun, ist das nicht dasselbe, wie es zu lieben und es das auch spüren zu lassen. Dasselbe gilt natürlich auch für den Partner oder die Partnerin. Auch deren Naschsucht ist der Hinweis auf ein Manko im Bereich Liebe und Bestätigung. Wird ein Kind von seinen Eltern mit Süßigkeiten überhäuft, ist das der Hinweis darauf, dass sie bewusst oder unbewusst nicht bereit oder fähig sind, dem Kind Liebe zu geben. Sie wollen es mit Süßigkeiten auf der falschen Ebene ausgleichen.

Isst du zu viel *Zucker*, dann ist dein Leben nicht süß genug. Du versagst dir selbst Dinge und Situationen, die dir Freude bereiten sollten. Arbeite die Ursache bewusst auf, sonst wirst du mit Zahnproblemen auf dein fehlendes Durchsetzungsvermögen (durchbeißen) hingewiesen.

Entsteht Karies, ist das der Hinweis, dass jemand oder etwas (der Zustand der mangelnden Liebe) nicht akzeptiert wird. Du hinderst dich selbst daran, die Situation zu klären, und bist wütend. Du nimmst das Leben und diese Situation zu ernst. Überdenke deine Einstellung zu dieser Situation. Wie stark dein Eigensinn in diesem Fall ist, erkennst du an deinen Zahnschmerzen. Wenn du die Süße des Lebens annimmst, reduziert sich auch dein Zucker- oder Süßigkeitenkonsum.

Arbeitest du intellektuell, bist du kreativ und denkst du viel, wirst du *kräftig gewürzte, gehaltvolle* und *salzige Speisen und Nahrungsmittel* lieben.

*Übermäßiger Salzgenuss* ist meist der Hinweis auf die Neigung zu unnötiger Selbstkritik.

Liebst und suchst du Herausforderungen, Ungewöhnliches, neue Reize, neue Eindrücke und Erfahrungen, dann wirst du *gut und stark, meist auch scharf gewürztes Essen* bevorzugen. Wer herzhaft lebt, wird auch herzhaft essen.

Liebst du *schwach gewürztes* (fades) *Essen,* ist wahrscheinlich auch dein Leben so. Es fehlt dir in deinem Leben an Würze und Abwechslung, es ist fad.

Die Angst vor Konfrontationen, Herausforderungen und Neuem zeigt sich durch das Essen von salz- und gewürzloser *Schonkost.*

Isst du große Mengen *kalorienreicher Nahrung,* dann wird das der Hinweis auf deinen inneren Wunsch, bewusstseinsmäßig, einflussmäßig oder im Ansehen zu wachsen und dein Selbstbewusstsein zu fördern. Du versuchst es aber auf der falschen Ebene. Nicht dein Körpervolumen - durch das Essen aus Frust - wird dich groß machen, sondern deine Kreativität und Aktivität, dein mutiges Handeln.

Auf deine konservative Grundeinstellung weist eine übermäßige Vorliebe für *konservierte Nahrung, Geräuchertes oder gerbsäurehaltige Nahrung* (z. B. starker, bitterer Tee) hin. Das Leben und die Evolution gehen aber unaufhaltsam weiter. Nur du willst aus Bequemlichkeit mit deinem Denken stehen bleiben.

Hast du Angst vor *Gräten,* lehnst du *Fischgerichte* deshalb meistens ab, so ist das der Hinweis darauf, dass du im Leben Angst vor Aggressionen hast. Du solltest dich deiner Angst stellen, dich bewusst damit auseinandersetzen, anstatt sie zu verdrängen. Früher oder später musst du dich dem Leben und den Aggressionen stellen.

Die früheren Instinkte des Jägers, das Jagdfieber, die animalischen Triebe oder der Blutrausch zeigen sich in deiner Vorliebe für *rohes,* oft noch *blutiges Fleisch* oder im Bedürfnis nach *überwiegend fleischlicher Nahrung.* Die Herkunft des Fleisches und die karmische Belastung des Tötens sind dir als überwiegender *Fleischesser* meist egal, du verdrängst sie, oder sie sind dir gar nicht bewusst.

Bist du ein *»Ballaststoffanhänger«,* wird eine Erfahrung mit einer (vielleicht schon chronischen) Verstopfung der Auslöser dafür gewesen sein. Deine übergroße Aufmerksamkeit auf deine Verdauung und speziell die Ausscheidung hindert dich daran, wirklich genussvolle Nahrung zu dir zu nehmen. Die Ursache des Problems ist leicht sichtbar, es ist dein Problem mit dem Geben und dem Nehmen. Du nimmst, aber geben und loslassen willst du nicht (gerne). Im Bereich deiner Denkmuster und Programme oder im materiellen Bereich (Kleidung, Schmuck, Wertsachen, usw.) hortest du, du lässt nicht los. Dein Unterbewusstsein zeigt dir das über die Verstopfung an.

Hast du Angst vor Problemen, vor der Realität und dem Harten, und weigerst du dich deshalb, den Dingen im Leben auf den Grund (Kern) zu gehen, dich durchzubeißen und aktiv zu werden, zeigt sich das in der Form von *Angst vor Kernen und Körnern.* Du hast dir dieses Leben und die Lernaufgaben aber selber ausgesucht. Warum willst du dich mit ihnen jetzt nicht auseinandersetzen? Das Dichnicht-durchbeißen-Wollen wird sich früher oder später mit Zahn- oder Kieferproblemen zeigen, das Dich-Verstecken mit Fettschutzwällen.

Bist du ein eingefleischter *Makrobiotiker* oder ein sogenannter *»Körnerfresser«*, dann suchst und stellst du dich mit Vorliebe den Problemen des Lebens, wenn du einer Sache auf den Grund (Kern) gehen willst. Du solltest einmal überlegen, ob die Sache dich selbst wirklich betrifft, ob sie es wert ist, Zeit und Gefühle (Energie) in sie zu investieren. Du nimmst dein Leben zu schwer und zu ernst. Anstatt dem Fluss des Lebens zu vertrauen, nagst du dich durchs Leben. So karg wie dein Leben ist auch deine Ernährung - deine Körnerkost, und so hart wie die Körner ist (zu deinem Schaden) deine Lebenseinstellung. Du verhinderst damit oder lehnst damit, mehr oder weniger bewusst, ein schönes, problemloses Leben ab. An den Problemen kaust du, wie an den Kernen, sehr lange herum. Deine mehr oder weniger bewusste Angst vor dem Angenehmen, Zärtlichen, Problemlosen, der Liebe und dem Liebenswerten zeigt sich durch die Ablehnung von Süßspeisen. Damit zeigst du deine Schwierigkeit, Liebe und Zärtlichkeit anzunehmen und auszuleben. Ändere deine harte Lebenseinstellung, nimm das Weiche, Zärtliche, Unproblematische an und vertraue dem Fluss des Lebens. Die Ursache für deine falsche Lebenseinstellung wird wahrscheinlich in deiner Kindheit zu suchen sein. Arbeite sie auf und lebe ein Leben in Liebe.

Bist du ein überzeugter, vielleicht sogar fanatischer Vegetarier, dann bist du innerlich auf der Suche nach der (leider nicht mehr vorhandenen) heilen Welt. Du bist der Meinung, mit deiner Art, mit dem Leben und dem Essen umzugehen, kannst du dem Schuldig-Werden oder dem Schuldig-Sein ausweichen. Diese Angst versuchst du jetzt, anstatt sie dir bewusst zu machen und dich bewusst damit auseinanderzusetzen und sie aufzuarbeiten, zu verdrängen. Wie jedes Extrem weist auch der überzeugte Vegetarier auf das Gegenteil, auf die eigentliche Fleischeslust hin. Du solltest dich mit der Realität des Lebens bewusst auseinandersetzen, dem Fluss des Lebens vertrauen und ein ehrliches, schönes Leben, leben.

Ein *guter Futterverwerter* ist im Allgemeinen ein körper- und genussorientierter (Bauch)Mensch. Du machst aus wenig viel. Dein Stoffwechsel ist meist träge. Mehr oder weniger bewusste Existenzangst und mangelndes Vertrauen in die Zukunft sowie in den Fluss des Lebens lassen dich Vorräte in Form von Gewicht anlegen. Ein Fettpanzer nach außen hin entsteht. Diese Aneignung der verwerteten Dinge ist sichtlich eine oberflächliche. Das ist der Hinweis auf dein mangelndes Vertrauen in die Zukunft und auf deine Angst vor der Zukunft, also auf deine Existenzangst. Setze dich bewusst und tiefergehend mit deiner Zukunft auseinander. Vertraue dem Fluss des Lebens und gehe mutig, ohne zu zögern im Leben vorwärts. Du solltest dir alles Gute und Schöne, das du wirklich haben möchtest, auch wirklich aneignen, es erwerben. Unwichtiges solltest du dir aber nicht aneignen, mache dir bewusst, dass du nicht alles brauchst. Der Überfluss zeigt sich ansonsten symbolisch, als Fett.

Ein *schlechter Futterverwerter* macht aus viel wenig. Du bist im Allgemeinen ein Realist, also ein nach Vernunft lebender »Kopfmensch«. Bei deinen Aktivitäten kommt meist nichts Sichtbares und Greifbares zum Vorschein. Das magere Ergebnis zeigt sich auch körperlich. Es ist der Hinweis darauf, dass du mehr oder weniger bewusst der Meinung bist, dass alles, was du machst oder denkst, nichts ist, dass die Produkte deiner Aktivitäten nichts Besonderes, nichts Wertvolles sind. Mache dir bewusst, dass alles, was du tust, kein Zufall, sondern eine wichtige Erfahrung für dich ist. Wenn du nicht daran haften bleibst, machst du dich frei für neue Erfahrungen. Wenn du aufhörst, stur zu kämpfen, es geschehen lässt, und dem Fluss des Lebens vertraust, werden sich auch deine inneren Wünsche erfüllen.

## Essprobleme – Gewichtsprobleme

Es ist ein Irrglaube, dass Essprobleme identisch mit Gewichtsproblemen sind.

Normalgewichtige können genauso unter einem süchtigen Essverhalten leiden wie Übergewichtige oder Untergewichtige. So sinnlos, wie einem ertrinkenden Nichtschwimmer den Rat zu geben zu schwimmen, ist der oft wohlgemeinte Rat für einen Magersüchtigen, »mehr zu essen« oder für einen Übergewichtigen »eine bestimmte Diät einzuhalten«. Die Ursache liegt bei allen in ihrer Art zu denken, in ihren Ansichten, Normen und Programmen. Deshalb kann eine dauerhafte Änderung des Gewichtsproblems nicht mit einer Diät oder anderen Hilfsmitteln, sondern nur durch das Erkennen der Ursache, die bewusste Auseinandersetzung damit und deren bewusste Aufarbeitung erfolgen.

*Jede Problemzone hat ihr eigenes Programm. Diäten können nicht wirklich dauerhaft helfen, wenn nicht auch das Programm aufgearbeitet wird. Spätestens ein Jahr nach einer Diät ist das Gewicht höher als zuvor. Problemzonen werden, da sie ein Hinweis vom Unterbewusstsein an dich sind, ohne Programmauflösung kaum abgebaut. Siehe Kapitel Fragen an dein Höheres Selbst.*

Mehr als 90 % der Betroffenen sind Frauen. Mindestens jede zehnte Frau im Alter von 15 bis 55 Jahren leidet bei uns unter einer schweren Essstörung. Ein voll ausgeprägtes gestörtes Essverhalten ist wie eine Sucht. Die Droge für diese Sucht sind die Nahrungsmittel. Deren maßloser Konsum oder deren maßlose Verweigerung sind dann der Hilfeschrei nach außen. Aber wer hört und versteht ihn, wer macht dich darauf aufmerksam, dass mit deiner Art zu denken etwas nicht in Ordnung ist.

Wir unterscheiden vier Hauptformen gestörten Essverhaltens.

| | |
|---|---|
| ***Fettsucht*** | Adipositas, bei der die sichtbar Übergewichtigen regelmäßig mehr essen, als ihr Körper wirklich benötigt. |
| ***Latente Fettsucht*** | latente Adipositas, bei der eine Neigung zum Übergewicht vorhanden aber nicht sichtbar ist, da die Betroffenen ihr Essverlangen so zügeln (Selbstkasteiung, anstatt umzudenken), dass das normale Gewicht gehalten wird. |
| ***Ess-Brech-Sucht*** | Bulimia nervosa, bei der, obwohl normalgewichtig, der innere Wunsch schlanker zu sein, ohne das übermäßige Essverlangen zü- |

geln zu können, vorhanden ist. Die Selbstbestrafung erfolgt dann mittels erzwungenen Erbrechens und/oder Medikamentenmissbrauchs u. a.

***Magersucht*** Anorexia nervosa; bei ihr wird konsequent und unbarmherzig die Nahrung verweigert, um immer schlanker zu werden. Es ist die Verweigerung der Weiblichkeit.

Die Grenzen zwischen dem normalen, dem gestörten und dem süchtigen Essverhalten sind fließend, z. B. bei der Fettsucht und der latenten Fettsucht. Nicht jeder, der Übergewicht hat oder dazu neigt, ist zwanghaft laufend mit dem Essen oder seinem Gewicht beschäftigt. Nur die extremen Formen der Mager- oder Ess-Brech-Sucht weichen sichtbar vom »normalen« Verhalten ab.

Um noch einmal auf die fließenden Grenzen zurückzukommen: Beachte einmal, wie viele normale Menschen wegen eines Trends, eines Schlankheitswahns, an dem Unsummen verdient werden, auf Appetitzügler und Abführmittel oder diverse, auf längere Sicht sinnlose Diäten u. a. zurückgreifen. Magersüchtige können auch Phasen von Ess-Brech-Sucht durchmachen. Fresssüchtige können ebenso zwischendurch wie Magersüchtige oder latent Esssüchtige leben. Die Gemeinsamkeit ist aber bei allen die übermäßige Fixierung der Gedanken auf das Essen und das eigene Körpergewicht.

Wenn du dir deiner Umgebung gegenüber überlegen vorkommst, da du ohne Folgen essen kannst (Brechsucht), oder auf deine Fähigkeit des konsequenten Hungerns stolz bist, musst du dir bewusst machen, dass du dadurch in Wirklichkeit immer mehr in Abhängigkeit und Isolation gerätst. Ebenso, wenn du dein Verhalten (Fressen) für unverzeihliche Unvernunft oder Schwäche hältst. Alle süchtigen Essverhalten haben Gemeinsamkeiten. Das Denken aller Betroffenen dreht sich zwanghaft um das Essen oder das Nicht-Essen. Das unbeschwerte Genießen, der gesunde Appetit durch Hunger ist ihnen unbekannt. Das Essen ist ihrer Meinung nach mit Schuld- und Schamgefühlen, dem Gefühl wieder versagt zu haben und der Angst, wieder zuzunehmen, verbunden. Für die Hungernden bedeutet das Nicht-Essen Macht, Stolz und Unabhängigkeit. Andauernd wird darüber nachgedacht, was gegessen oder nicht gegessen wurde und wie die Folgen des Essens rückgängig gemacht werden können. Bei allen ist das Essverhalten durch ihre Art zu denken außer Kontrolle geraten. Es wird selbstzerstörerisch und damit lebensgefährlich.

## Die Esssucht – Fettsucht, Adipositas

Statistische Unterlagen sagen aus, dass ca. jeder Zweite im deutschsprachigen Raum übergewichtig ist. Über die viel größere Anzahl der Personen, die unter einem süchtigen Essverhalten leiden, gibt es derzeit bei uns keine verlässlichen, bestätigten Unterlagen. Überwiegend sind

Frauen zwischen der Pubertät und dem 55. Lebensjahr davon betroffen.

Eine unserer umstrittenen Normen besagt, dass als »Garantie« für Gesundheit und ein langes Leben ein *»Normalgewicht«* (Körpergröße in cm - 100) oder das *»Idealgewicht«* (Normalgewicht - 10 oder 15 %) erforderlich ist. Bei einem Gewicht von 10 % über dem Normalgewicht spricht man von Übergewicht. Bei einem Übergewicht von 20 % spricht man von Fettsucht und davon, dass jetzt körperliche Schäden auftreten können.

Esssüchtige empfinden ihr Essverhalten, ihr Aussehen und ihr Gewicht als etwas gegen sich selbst Gerichtetes, etwas nicht Kontrollierbares. Egal, ob sie sich durch ständiges Essen oder durch Fressattacken ihr Übergewicht zugelegt haben, schämen sie sich wegen ihrer Unfähigkeit, sich zu beherrschen und versuchen, ihr Essverhalten zu verbergen. Die Schuld, kein glückliches und normales Leben leben zu können, wird oft auf den Körper übertragen, den sie dann als Schande oder oft sogar als Feind betrachten. Oft leben sie mit der Illusion, die Gegenwart nur überstehen zu müssen, denn irgendwie wird es irgendwann eine schlanke Zukunft für sie geben.

Zum *Übergewicht* führen Gefühle wie: Angst oder Bequemlichkeit, dein eigenes Leben zu führen, das Bedürfnis nach Schutz, mangelndes Selbstwertgefühl, mangelndes Selbstbewusstsein, alter Schmerz, Wut und Verbitterung. Der *Fettleibigkeit* kann auch ein mehr oder weniger bewusstes Erniedrigungsgefühl in der Kindheit und das daraus entstandene mangelnde Selbstwertgefühl und die mangelnde Selbstliebe zugrunde liegen. Es ist (jetzt) die Angst, sich in irgendeinem Bereich im Leben schämen zu müssen oder erniedrigt zu werden, die dich einen Schutzwall aus Fett aufbauen lässt. Dein Unterbewusstsein weist dich damit darauf hin, dich damit auseinanderzusetzen, anstatt weiterhin Fett anzusetzen und dich dahinter zu verbergen. Denkst du nicht um, wird es dich mit weiteren, ernsteren körperlichen oder organischen Problemen darauf hinweisen. Frage dich selbst: »Was will ich wirklich?«, bevor du über deine eigenen Bedürfnisse hinweg zu allem »Ja und Amen« sagst und so nie dein eigenes Leben lebst.

Mehr oder weniger bewusst können das übermäßige Essen und der dicke Körper auch von Nutzen sein, z. B. als Schutz vor Selbstkritik (die mögen mich nicht, weil ich dick bin), als Schutz vor (Über)Forderung (ich will nicht, ich kann nicht so wie die anderen, lasst mich in Ruhe). Auch Angst vor dem Ausgenutzt-Werden, vor der Sexualität oder dem anderen Geschlecht kann die Ursache dafür sein, dass du dich hinter dem abstoßenden Fett verbirgst (ich möchte nicht attraktiv, dynamisch und liebenswert sein). Minderwertigkeitsgefühle, Kontaktschwierigkeiten, Hemmungen und das gestörte Körperverhältnis werden so aber nicht aufgearbeitet, sie wachsen und gedeihen weiter, das Essen wird jetzt zum Trost und zur einzigen Freude.

Körperlich wirkt sich größeres Übergewicht negativ auf die Gelenke, den Stützapparat, die Wirbelsäule, auf das Herz und den Kreislauf aus. Es fördert Schlaganfälle, Herzinfarkt, Bluthochdruck, Gallensteine, Gicht, Diabetes u. a. Alles wieder Hinweise auf den Bereich deines falschen Denkens.

Ein streng kontrolliertes Essverhalten, ein sogenanntes lebenslanges Diäthalten um ein selbstgewähltes »normales Gewicht« zu erhalten, nennt man latente Esssucht. Das soziale und seelische Wohlbefinden wird durch die ständige Beschäftigung mit dem eigenen Gewicht, die Angst vor einer Gewichtszunahme und ihren »katastrophalen Folgen« massiv gestört. Durch das Fehlen des Vertrauens in die innere Stimme und die Körpersignale wird das entspannte Genießen und die spontane Befriedigung des Hungers unmöglich. Das schöne Gefühl, sich selbst so beherrschen zu können, und dafür auch noch von den anderen bewundert zu werden, kann zum »Lebenssinn« werden, und schließlich können die Selbstkontrolle und das äußerlich sichtbare Zeichen, das Körpergewicht, zu einer leichten Magersucht führen. So ist die latente Esssucht oft die Grundlage für den Einstieg in eine andere Form süchtigen Essverhaltens. Versagt die eiserne Selbstkontrolle, kann das der Einstieg in eine Esssucht sein. Nach dem Motto: »Jetzt ist es schon egal, ich schaffe es ja doch nicht«, wird jetzt gefressen. Oder es wird die Flucht in die Ess-Brech-Sucht angetreten. Die ständige Selbstbeherrschung ist jetzt nicht mehr nötig, es kann gefressen werden, man wird es ja wieder los. Auch als Ausstieg aus einem süchtigen Essverhalten kann die latente Esssucht auf der menschlichen Ebene dienen.

Aber nur das Erkennen der geistigen Ursache und das wirkliche, bewusste Umdenken sind auf Dauer der einzige wirkliche, andauernde Weg aus einer Ess-Mager- oder Ess-Brech-Sucht, der nervenden und kraftzehrenden Selbstkontrolle und der ständigen Angst vor einer Gewichtszunahme. Der Weg in die Sucht hat als Auslöser immer einen Mangel an Selbstbewusstsein, Selbstliebe, Selbstvertrauen und Selbstwertgefühl. Gefühle wie Unsicherheit, Mangel an emotionaler Zuwendung und an Aufmerksamkeit, Mangel an Entfaltungs- und Ausdrucksmöglichkeiten und, da die Realität nicht deiner Scheinwelt entspricht, ein Mangel an Antriebskraft, treiben zur Ersatzlösung, in diesem Falle zum Fressen oder zur Selbstkasteiung.

Ohne umzudenken, bleibt die gedankliche Ursache bestehen, der Teufelskreis, die Abhängigkeit, hat begonnen.

Süchtiges Verhalten ist also eine Reaktion auf die unbefriedigten Lebensverhältnisse, es ist Flucht, Verweigerung, Ablehnung und stiller Protest, aber auch Anpassung und Resignation, anstatt das Leben selbst in die Hände zu nehmen, werden die Kraft und die Energie sinnlos vergeudet.

Unterdrückst du Frust und die daraus entstehenden Aggressionen, bringst du sie also nicht zum Ausdruck, werden sie vom Unterbewusstsein über die zum Programm passenden Körperzonen sichtbar gemacht. Spannungen lösen sich nicht auf, wenn man sie verdrängt oder überspielt.

Die Ess-Brech-Sucht, Bulimie, ist der Hinweis darauf, dass du, anstatt geistig dein Bewusstsein zu erweitern, lieber Nahrung in dich hineinstopfst. Anstatt zu einer Bewusstseinserweiterung kommt es zu einer Körpererweiterung. Den Herausforderungen und der Liebe stellst du dich nicht, obwohl der Wunsch danach da ist. Du hast Angst vor dem Verlassenwerden. Dadurch entsteht unbewusst Selbsthass. Das regelmäßige Gefühl übermächtigen, unkontrollierbaren Hungers, das dich dazu nötigt, die Nahrung in dich hineinzustopfen, sie hinunterzuschlingen, sagt dir symbolisch, du willst aus Angst vor dem Verlassenwerden deine Mutter am liebsten fressen. Die Trennung von deiner Mutter kann, wenn du dich nicht bewusst damit auseinandergesetzt hast, zu dem mehr oder weniger bewussten Gefühl des Sie-nicht-entbehren-Könnens führen. Du würdest sie dir am liebsten einverleiben. Sie nimmt in deinem Leben eine zu zentrale, übermäßig Platz beanspruchende Rolle ein. Sie hat einen zu großen Stellenwert in deinem Leben. Vielleicht ist dadurch in dir das Gefühl, deinen Vater aus »Platzmangel« nicht genug lieben zu können, entstanden.

Hast du dich ihr gegenüber vielleicht einmal sehr geschämt? Arbeite den Grund auf!

Du hast die Frau in deiner Mutter nicht bewusst anerkannt. Deshalb hast du jetzt Schwierigkeiten, deine eigene feminine Seite zu akzeptieren. So verhinderst du die Verwirklichung deiner eigenen mehr oder weniger bewussten Wünsche und Bedürfnisse.

Früher oder später wirst du ohne deine Mutter leben müssen. Überdenke deine Beziehung zu ihr, lockere sie, sprich mit ihr darüber. Wahrscheinlich kennt sie das Problem aus ihrer eigenen Beziehung zu ihrer Mutter (du hast das Programm übernommen) und sie liebt dich mehr, als du dachtest. Danach kannst du deine Einstellung ihr gegenüber und damit dein Leben ändern.

Du müsstest dich von deiner Mutter lösen, hast aber gleichzeitig Angst, verlassen zu werden. (Zuerst hungerst du und dann frisst du.) Du solltest an dir arbeiten, aber nicht den bequemeren Weg, das Fressen, wählen. Er bringt dich nicht weiter, so wirst du nicht glücklich, du legst dir nur Kummerspeck zu.

Bei diesen Fressattacken werden überwiegend leicht zu verzehrende, kalorienreiche Nahrungsmittel ohne Genuss gierig verschlungen. Innere Leere, Langeweile, Traurigkeit und Versagensangst sind die wirklichen Auslöser und werden jetzt mit Essen anstatt mit geistiger Aufarbeitung bekämpft.

Nach einer normalen Mahlzeit oder nach einer Fressattacke kommt das Gefühl des ekeligen Vollgestopft- oder des Dickseins. Mehr oder weniger bewusst wird Sattsein mit Dicksein verwechselt, und panische Angst vor einer Gewichtszunahme kommt wie bei den Magersüchtigen auf. Durch Missbrauch von abführenden und harntreibenden Medikamenten und vor allem durch das selbst ausgelöste Erbrechen werden jetzt die befürchteten Folgen der Nahrungsaufnahme eliminiert. Ess-Brech-Süchtige haben trotz ihrer inneren Überzeugung, dick zu sein, Normal-

bis Untergewicht. Andauernd beherrscht sie der Wunsch abzunehmen. Schon geringe Gewichtsschwankungen entscheiden über das Wohlbefinden, denn geringeres Gewicht wird gleichbedeutend mit gutem Aussehen gewertet.

Meist entwickelt sich die Ess-Brech-Sucht aus einem sehr kontrollierten Essverhalten wie z. B. der latenten Esssucht oder der Magersucht heraus. Ohne negative Folgen dem Verlangen nach Essen nachgeben zu können, erscheint wie der perfekte Ausweg, der sich aber mit der Zeit zu einem sich mehrmals täglich wiederholenden, lebensbedrohenden Teufelskreis verselbstständigt, der oft jahrelang vor dem Umfeld verheimlicht wird.

Das Erbrechen ist der Hinweis darauf, dass deine Scheinwelt mit dem realen Weltbild nicht übereinstimmt. Das selbst herbeigeführte Erbrechen ist abnormal, also krankhaft. Manipulierst du deinen Körper mithilfe chemischer Mittel, wirst du die dadurch heraufbeschworenen, selbstzerstörerischen Nebenerscheinungen früher oder später zu spüren bekommen.

*Appetitzügler, Abführmittel* (Laxanzien) oder *harntreibende Mittel* (Diuretika) machen körperlich abhängig. Die Appetitzügler beeinflussen das körperliche Hungergefühl, aber kaum ein Fress- oder Esssüchtiger isst wirklich aus Hunger. Appetitzügler euphorisieren, was die negativen Gefühle und Empfindungen, die durch das Essen entstanden sind, bekämpft oder dämpft. Dadurch wird am Anfang wirklich weniger gegessen. Wie bei jeder suchterzeugenden Droge muss die Dosis, um dieselbe Wirkung zu erreichen, gesteigert werden. Ansonsten ist der »Hunger«

wieder da, und damit ist die Abhängigkeit von einem Medikament erreicht. Die oft schweren Nebenwirkungen wie Übelkeit, Nervenprobleme, Depressionen, Angst u. a. können bis hin zum Lungenhochdruck und Herzversagen führen. Deshalb sind sie im EU-Raum offiziell nicht mehr im Handel.

Die ständige Einnahme von Abführmitteln, harntreibenden Mitteln und häufiges Erbrechen führen zur Störung des Elektrolythaushaltes (z. B. Kaliummangel), und somit können durch die Beeinträchtigung der Herzmuskulatur Herzrhythmusstörungen auftreten. Nierenprobleme, Muskelprobleme, Zahnverfall, Probleme mit dem Verdauungstrakt (von der Speiseröhre bis zur chronischen Verstopfung), Haut und Gelenkprobleme, Übelkeit und Antriebslosigkeit, Kopfschmerzen und Schlafstörungen können als Nebenerscheinung auftreten.

Obwohl Ess-Brechsüchtige nach außen hin normal zu funktionieren scheinen, stehen sie wegen ihrer Ohnmachterfahrung gegenüber ihrem Essverhalten, und dem so entstandenen mangelnden Selbstwertgefühl und dem dadurch mangelnden Selbstbewusstsein unter einem starken emotionalen Leidensdruck. Die Selbsterkenntnis, abnormal zu sein, erzeugt Scham- und Schuldgefühle, bis hin zum Ekelgefühl vor sich selbst. Als krönender Abschluss können dann Depressionen bis hin zum Selbstmord kommen. Wegen der Gewissheit, dem angebotenen Essen nicht widerstehen zu können und dann neben den anderen Mitmenschen keine Möglichkeit zur Entleerung zu haben, werden auch die sozialen Kontakte immer mehr eingeschränkt. Viel Zeit und oft auch das meiste Geld werden im Extremfall für die Nahrungsmittelbeschaffung aufgewendet. Ohne die sehr hoch liegende Dunkelziffer zu berücksichtigen, kann man davon ausgehen, dass bei uns von der Ess-Brech-Sucht fast ausschließlich Frauen (jede 20. Frau) im Alter zwischen 15 und 55 Jahren betroffen sind. Verwirkliche deine Wünsche und Bedürfnisse, erweitere dein Bewusstsein, setze dir neue Lebensziele, werde dynamisch und die Liebe ist dein!

Zum *Untergewicht* oder zur *Magerkeit* kommt es, wenn du dir übermäßige Sorgen um die anderen, die unmittelbare Umwelt oder die Probleme der Welt machst. Du hast mit den Problemen der anderen nichts zu tun, es sind ihre Lernaufgaben. Sie können nur von den anderen selbst gelöst werden. Wenn du dir aber übermäßige (unnütze, da sie außer deiner Gesundheit nichts ändern) Sorgen um die anderen, die unmittelbare Umwelt oder die Probleme der Welt machst, wird dich dein Unterbewusstsein mit Untergewicht darauf aufmerksam machen.

Magerkeit ist im Gegenteil zur Magersucht keine Krankheit, sie ist meist ein Zeichen für deine mangelnde Selbstachtung und dein mangelndes Selbstwertgefühl. Glaubst du, niemand liebt dich, die anderen weisen dich zurück, oder alle sind gegen dich, dann fühlst du dich minderwertig. Nimmst du dich nicht so an, wie du bist, dann wirst du dich wahrscheinlich verkriechen und du verzehrst dich selbst. Das Gefühl, den anderen gegenüber gering zu sein, und die Angst, zurückgewiesen zu werden, nötigten dich dazu, in den Hintergrund zu treten, dich zu verkriechen. Du hinderst dich so selbst daran, kreativ zu werden und etwas zu unternehmen. Du möchtest die Aufmerksamkeit und Unterstützung der anderen, aber aus Angst vor Zurückweisung wagst du es nicht, sie darum zu ersuchen. Die Überzeugung, zurückgewiesen, ignoriert oder vernachlässigt zu werden, kann schon im Mutterleib entstanden sein, wenn du z. B. ein unerwünschtes Kind warst. Dieses Gefühl wird auf der Gefühlsebene übertragen. Kläre, ob die Zurückweisung wirklich dir galt, und ob sie zum damaligen Zeitpunkt umständehalber mehr oder weniger berechtigt war.

Erkenne die Ursache, verzeih, wenn nötig, und akzeptiere die Begrenzungen der Beteiligten. Erkenne, dass es für dich, mit deinem jetzigen Bewusstsein, ohne Belang ist. Werde dir aber auch bewusst, dass du dir diese Lernaufgabe selbst ausgesucht hast. Siehe *»Der Weg zu Gesundheit, Wohlstand und Harmonie«* und *»Das Buch über die Geschichte des Werdens und die Geschichte des Seins«*.

Bist du zu mager, dann kann das auch der Hinweis darauf sein, dass du Schuldgefühle hast, wenn du materielle Dinge bewunderst oder sie dir gönnst. Es kann auch der Hinweis darauf sein, dass du ein Problem mit dem Annehmen hast. Du gibst mehr, als du annimmst. Auch die Frage: »Welche positive Funktion hat das Magersein für mich, oder was ersetze ich mit dem Magersein?«, kann dich zur Ursache bringen.

Lerne, alles im positiven Licht zu sehen. Auch dich selbst so zu sehen, was und wie du wirklich bist. Vertraue dem Fluss des Lebens, du hast alles, was du brauchst, lebe. Arbeitest du die Ursache bewusst auf, wird sich auch dein Idealgewicht wieder einstellen.

Die Magersucht, früher meist das weibliche Geschlecht betreffend, tritt neuerdings auch bei Jungen immer öfter auf. Es handelt sich dabei um einen teilweisen oder vollständigen Appetitverlust, der zum Abmagern und im Extremfall bis zum Tod führt. Das Zurückweisen der Nahrung symbolisiert eigentlich das Sperren gegen die eigene Mutter und damit das Verweigern, die Zurückweisung der eigenen femininen Seite, des weiblichen Prinzips.

Du willst wieder den Zustand vor der Pubertät erreichen. Du hast Angst vor allem, was rund, weiblich, triebhaft, fruchtbar und sexuell ist. Auch vor der Nähe und der Wärme hast du mehr oder weniger bewusst Angst. Deine Selbstablehnung ist ein Schrei nach Liebe. Einer Liebe, die nichts fordert, einer Liebe, die nur von deiner Mutter oder von Gott erwartet werden kann. Diese Erwartung wird ohne eine Bewusstseinserweiterung immer enttäuscht, es entstehen Frust und Hass. Offene Aggressionen gegen die Eltern wagst du nicht zu zeigen, also richtest du sie gegen dich selbst in Form von Selbstkasteiung.

Wenn deine Mutter zu dominant war, hattest du kaum die Möglichkeit, dich nach deinen Wünschen zu entwickeln. Hast du deine Schwester oder deinen Bruder als Konkurrenz empfunden, oder war dein Vater aus deiner Sicht deiner Mutter gegenüber zu dominant? Arbeite es bewusst auf, es ist eine von dir selbst gewählte Lernaufgabe, und dann lass es los. Akzeptiere deine Eltern, so wie sie sind. Deine Eltern konnten nur das weitergeben, was ihrem Bewusstseinsstand entsprach. Erkenne, dass deine Mutter nur ihrem Bewusstseinsstand entsprechend handeln konnte. Wie jeder Mensch hat auch sie ihre Befürchtungen, Ängste und Erwartungen und dadurch ihre Grenzen. Nur deine Ansichten und deine daraus entstehenden Meinungen haben in dir dieses Bild von ihr entstehen lassen. Versuche, deine Mutter zu verstehen, akzeptiere sie, so wie sie ist, dann erst wirst du lernen, das Frau-Sein zu akzeptieren und es zu leben. Dann wirst du auch wieder normal essen.

*Der mögliche Tod wird nicht als Bedrohung empfunden, denn es ist das Lebendige, das Weibliche, Runde, Fruchtbare, Triebhafte und Sexuelle, was bei dir die Angst auslöst.*

Auch das falsche Bild eines Schlankheitsideals oder eine falsche Einstellung zum Rollenbild des Erwachsenen oder der Frau sind oft die Auslöser für die Magersucht. 15-mal häufiger als beim männlichen Geschlecht ist die Magersucht bei den weiblichen Jugendlichen anzutreffen. Ca. 1 % der Mädchen in den Industrienationen ist davon betroffen, weitere 5 % sind gefährdet. Die Tendenz ist steigend.

Während der Pubertät tritt manchmal bei den Mädchen die Pubertätsmagersucht auf. Sie wird gewollt herbeigeführt. Standhaft wird die Nahrung verweigert. Wird die Pubertätsmagersucht nicht oder unzureichend behandelt, kann daraus eine chronische Magersucht werden. Die Pubertätsmagersucht ist die mehr oder weniger bewusste Ablehnung des Erwachsen-, des Frauwerdens. So kann auch durch das Ausbleiben der Regelblutung die Geschlechtszugehörigkeit geleugnet werden.

Etwa die Hälfte der Magersüchtigen erlebt auch Phasen der Ess-Brech-Sucht.

Die innerliche Gier nach dem Lebendigen wird durch das Hungern verdrängt. Von Zeit zu Zeit bringt der Kontrollverlust die Wahrheit an das Tageslicht. Es kommt zu Fressattacken. Durch das innerliche Schuldbewusstsein wird jetzt versucht, den »Ausrutscher« durch Erbrechen u. a. wieder rückgängig zu machen. Das Erbrechen nach der Nahrungsaufnahme ist wieder nur Selbstbestrafung. Askese ist das Gegenteil von Gier. Jedes Extrem deutet aber auf das Gegenteil hin.

Magersüchtige lügen oder sie machen keine Angaben über die genossene Nahrung. Am liebsten wird deshalb alleine gegessen. Das auffallendste äußerliche Merkmal ist die selbst gewollte Gewichtsabnahme. Die Gedanken kreisen ständig um das Essen und das Nicht-Essen. Die dabei aufgebaute Spannung wird dann über das Umfeld, um dessen leibliches Wohl sich die Magersüchtigen übertrieben aufopfernd kümmern, abgebaut. Du bist immer für die anderen da, meidest aber ihre Nähe und Wärme. Das ist auch der Hinweis darauf, dass die Magersüchtigen etwas Besonderes sein möchten. Das gelingt am besten in der essenden Umgebung. Die Aufopferung und Selbstkasteiung sind so am besten erkennbar. Die Auszehrung hindert sie auch nicht daran, ehrgeizig und erstaunlich leistungsfähig in Schule, Sport und Beruf zu sein. Durch das gestörte Körpergefühl wird der eigene Körper, egal wie abgemagert er schon ist, als zu dick empfunden und der Zustand des Ausgezehrtseins verleugnet. Die verdrängten Hungergefühle werden zu dem Gefühl, schlank und rein zu sein, missbraucht. Auch Gefühle wie Müdigkeit oder das Kälteempfinden (der Hinweis auf das in dieser Situation Nicht-verwurzelt-Sein) werden verdrängt, denn alles, was man als Schwäche bezeichnen könnte, ist verhasst.

Der Sieg über die eigenen Bedürfnisse, die Askese, die auf Kosten des eigenen Körpers erreicht wird, erzeugt das innere Gefühl der Macht und Unabhängigkeit. Auch das Ausbleiben der Regelblutung wird so gesehen.

Durch die chronische Unterernährung kommt es zum Untergewicht mit allen sich daraus ergebenden Begleiterscheinungen, z. B. die Schwächung des Immunsystems, niedrige Pulsfrequenz, niedriger Blutdruck, abgesunkene Körpertemperatur, Kräfteverfall, niedriger Grundstoffwechsel, Verstopfung, trockene Haut, brüchiges stumpfes Haar, Haarflaum auf dem ganzen Körper durch die Veränderung des Hormonhaushaltes, Aussetzen der Regelblutung. Dazu kommen noch die bereits erwähnten negativen Nebenerscheinungen durch den ständigen Missbrauch von appetitzügelnden, abführenden und harntreibenden Medikamenten. Auch Überempfindlichkeit gegen Geräusche und Licht sowie Kontaktprobleme und Rückzug von den anderen bis hin zur Depression können auftreten. Die Depression tritt meist dann auf, wenn erkannt wird, dass das Verhalten nicht das, was man erreichen will, bewirkt, sondern eine stärkere Abhängigkeit von der Fürsorge der anderen hervorruft. Bis zu 10 % der Fälle enden tödlich.

Etwa ein Drittel der Magersuchtfälle wird chronisch. Dabei pendelt sich das Körpergewicht oberhalb der lebensbedrohenden Untergewichtsgrenze ein, was ohne größeres Aufsehen ein Leben lang weitergeführt werden kann. Das Körpergewicht der chronisch magersüchtigen Person liegt weit unter dem Gewicht, das bei einem normalen Essverhalten erreicht werden würde.

Die Angst vor einer Gewichtszunahme ist ständig präsent. Durch Selbstkasteiung bei der Nahrungsaufnahme, Erbrechen oder Medikamentenmissbrauch wird das eigene »Idealgewicht« gehalten. Im Gegensatz zu Pubertätsmagersüchtigen empfinden chronisch Magersüchtige ihr Essverhalten als unnatürlich und problematisch. Die Fixierung auf das niedere Körpergewicht und auf das Nicht-Essen sowie die Unfähigkeit, zu genießen und den Körper ausreichend zu versorgen und das Wissen um die chronische Unterernährung bringen eine innere Gespaltenheit und gewaltigen inneren Druck, der sich durch Schmerzen im Magen-Darmtrakt zeigen kann.

Du solltest aber die Mitte zwischen der Gier und der Askese, zwischen Hunger und Verzicht sowie zwischen Egozentrik und Hingabe finden. Du musst dir deiner Gier nach Liebe, Geborgenheit, Sex und deiner Weiblichkeit und Triebhaftigkeit bewusst werden, sie akzeptieren und ausleben. Anstatt vor dem Frau-Sein zu fliehen, solltest du es akzeptieren und ausleben. Du hast dir dieses Leben als Frau selbst ausgesucht. Stell dich vor einen Spiegel und sag dir voller Überzeugung: »Ich liebe mich.« Lerne, dich selbst wieder zu lieben und lerne auch das »Liebe-Annehmen«. Du solltest dir deine Existenzberechtigung bewusst machen und stolz auf dich und dein neues Leben sein. Du hast wie jeder andere ein Recht auf ein schönes Leben, in Harmonie und Liebe, ohne Selbsthass und eine selbst verordnete Isolation.

*Fresssüchtige* haben ähnlich großen Hunger nach Liebe, sie wählen nur den bequemeren und harmloseren Ausweg, sie fressen.

Beide Krankheitsbilder zeigen, dass auf der rein körperlichen Ebene keine Möglichkeit einer Heilung besteht. Nur die Suche nach den seelischen Wurzeln des Symptoms und ihre Aufarbeitung können helfen; siehe Kapitel *Fragen an dein Höheres Selbst.* Nach dem Erkennen und der bewussten Aufarbeitung der Ursache für deine Magersucht auf der Gedankenebene wird rasch das Normalgewicht und ein »normales« Leben wieder erreicht.

Jede Art einer Problemzone ist ein Hinweis von deinem Unterbewusstsein an dich, dass du in irgendeinem Bereich in deinem Leben schon längere Zeit falsch denkst.

Hast du dein *Gewichtsproblem schon von Geburt an,* ist dieses Karma zu deiner weiteren geistigen Entwicklung nötig. Lerne in diesem Leben, dich selbst zu lieben und dich so zu akzeptieren, wie du bist. Wenn du das wirklich bewusst machst und die dahinterstehende Botschaft verstehst und aufarbeitest, wird deine »Behinderung« verschwinden.

Das Gefühl der *mangelnden Liebe* ist oft die Ursache für ein Gewichtsproblem.

An der Mutterbrust erhält das Kind Liebe und Nahrung. Nach dem Abstillen wird als unergiebiger Ersatz der Daumen oder der Schnuller verwendet. Das Verlangen des Kindes nach Geborgenheit und Liebe wird jetzt nach dem Wegfall der Mutterbrust über die Nahrung befriedigt. Auf der Suche nach Liebe lassen sich manche später von der psychischen Nahrung verführen. Diese füllt zwar (den Magen), aber sie erfüllt nicht. So wird dann aus der Suche eine Sucht. Da die Sehnsucht nicht gestillt wird, kann auch der Hunger nicht gestillt werden. Die Liebe geht jetzt (als Ersatzlösung) durch den Magen. Anstatt zu einer inneren Rundheit kommt es so zu einer äußeren, nicht übersehbaren, Rundheit.

Anstatt vorwärts zu gehen, sich den Problemen und Anforderungen zu stellen und zu lernen, ziehst du dich aus Angst, Feigheit oder Bequemlichkeit zurück zum Essen. Kommt dir eine bevorstehende Aufgabe zu schwierig vor, hast du Angst, sie nicht zu schaffen, oder ist dir etwas unangenehm, dann flüchtest du zum Essen – zum falschen Rundheitsgefühl. Dein Selbstwertgefühl und dein Selbstvertrauen werden so immer weiter erschüttert. Die Enttäuschungen und dein angeknackstes Selbstwertgefühl werden, wenn sie nicht bewusst aufgearbeitet werden, so weiterhin zum Auslöser für dein übermäßiges Essen. Solange du das innere Leeregefühl mit dem Nachstopfen von Nahrung auszugleichen versuchst, wirst du nicht innerlich, sondern nur äußerlich wachsen. Du wirst nicht durch Wichtigkeit, sondern nur durch Übergewicht auffallen. Der Preis dafür ist sehr hoch, denn es ist dein Leben, das unter den Fettschichten langsam aber sicher vergeht.

Auch Gefühle wie alter Schmerz, Hass, Wut, Verbitterung usw. lagern sich in deinen *Fettpolstern* ab. Du musst akzeptieren, dass du diese Gefühle selbst erzeugt hast. Du musst auch erkennen, dass nur du dir alles Schöne vorenthältst (siehe »Der Weg zu Gesundheit, Wohlstand und Harmonie« und »Das Buch über die Geschichte des Werdens und die Geschichte des Seins«). Du hättest, als diese Emotionen entstanden sind, anders reagieren können. Du hast aber so reagiert. Frage dich, warum du so reagiert hast. Setze dich jetzt bewusst mit dem Warum auseinander und arbeite die Ursache bewusst auf. Wenn du die Gefühle nicht mehr weiter in dich hineinfrisst, sondern aufarbeitest, und wenn du deine Eigenverantwortung bewusst erkennst, dann kannst du die Fettpolster wieder endgültig loswerden. Damit reduzierst du deinen Taillenumfang um bis zu 20 cm, da der Solarplexus der Sitz der Emotionen ist. Diese verdrängten Emotionen sind auch der Grundstein für den Krebs.

Das Erkennen und Aufarbeiten ist also auch das Mittel gegen den Krebs.

Die Ursache für den *»Kummerspeck«* ist also mangelndes Glücksgefühl, egal wodurch hervorgerufen. Eine Diät kann natürlich nichts verbessern, sondern nur verschlimmern. Nicht das Essen soll bekämpft werden, sondern du sollst für deine Träume, Wünsche und deine wirklichen Bedürfnisse munter werden. Du solltest damit beginnen, dich durchzusetzen, anstatt alles in dich hineinzufressen. Du solltest dein Leben nach *deinen* Vorstellungen, Bedürfnissen und Wünschen gestalten, mit Mut neue Wege wagen, Vorstellungen und Forderungen äußern, dir wirkliche Beachtung verschaffen, anstatt dich hinter dem Fett zu verstecken.

Bist du *gleichmäßig dick,* dann ist das der Hinweis, dass du dich, anstatt dich durchzusetzen, dein Leben zu leben und aktiv zu werden, aus Bequemlichkeit oder Feigheit lieber hinter dem Fett versteckst. Werde munter für deine Bedürfnisse und Wünsche, realisiere sie, werde aktiv.

Gehörst du zu jenen Menschen, die versuchen, mit ständigem *Reden über ihr Gewicht oder ihren Leibesumfang* Aufmerksamkeit bei den Mitmenschen zu erreichen, dann solltest du besser anstatt am Selbstmitleid an deinem Selbstwertgefühl und an deinem Selbstbewusstsein arbeiten. Nur so wirst du dein Normalgewicht und deine Idealfigur wieder dauerhaft erreichen, und automatisch werden dich dann deine Mitmenschen wieder (be)achten.

Wenn du vielleicht in deiner Kindheit dicke Personen (Eltern, Verwandte, Bekannte usw.) gekannt hast und dir mit Gefühl gedacht hast: »So dick oder übergewichtig möchte ich nicht werden oder sein«, dann reicht die negative Energie deiner Angst oder Befürchtung irgendwann aus, um gerade das zu erreichen. Mache dir bewusst, dass ein jeder so sein darf, wie er ist, und dass seine Begrenzungen für dich ohne Belang sind. Deine damaligen *Befürchtungen und Erwartungen* werden der Grundstein für deine jetzige Körperfülle sein (siehe Buch »Der Weg zu Gesundheit, Wohlstand und Harmonie« und Kapitel *Fragen an dein Höheres Selbst*).

Kannst du nie genug bekommen und kannst du deinen übersteigerten Durchsetzungswillen nicht realisieren, dann zeigt sich dein Frust im *aufgeblasenen Blähhals,* vielleicht auch in deinen *»Hamsterbäckchen«* und im *Doppelkinn.* Wahrscheinlich bist du schon als Geizhals bekannt. Nicht nur auf der materiellen Ebene, sondern auch auf der geistigen Ebene kann sich das Nicht-Weitergeben von Wissen so zeigen. Mache dir bewusst, dass du immer mehr hast, als du verbrauchen kannst. Mache dich frei von allen deinen Befürchtungen, Einschränkungen und deinen Ängsten. Das meiste, das du haben oder erreichen willst, ist bei genauerer Betrachtung doch nur für dein Ego.

Bist du im Besitz eines *dicken Nackens* oder eines *»Stier-*

*nackens«*, dann wirst du damit darauf hingewiesen, dass du dich lieber träge und unflexibel hinter dem Fett versteckst, anstatt deine Probleme anzupacken und sie zu lösen. Deine geringe Bereitschaft, dich Belastungen auszusetzen, kannst du nur auflösen, indem du ein Problem nicht als ein Problem, sondern als eine Herausforderung siehst, und dich schon im Voraus über die (deine) Lösung freust. Du schaffst alles, aber du musst damit beginnen.

Sind deine *Arme* deine Problemzone, dann soll dir das sagen, dass du wütend bist, da du der Meinung bist, dass dir Liebe vorenthalten wird. Du glaubst, dass du zu wenig Liebe bekommst. Du musst dir bewusst machen, dass du nur so viel Liebe bekommst, wie du selbst zu geben bereit bist.

Bist du aus mangelndem Selbstbewusstsein verweichlicht, und wagst du dich in den meisten Situationen nicht zuzugreifen oder etwas fest anzufassen, kann sich das durch grapschende *»Wurstfinger«* zeigen.

Sind deine *weiblichen Zonen*, inklusive den Brüsten, ohne dass es dich stört, betont, ist das der Hinweis auf deine auch innerliche starke Mütterlichkeit. Große Brüste stehen immer für das Gerne-Bemuttern (Partner, Kinder, Tiere, Umfeld usw.).

Kleinere Brüste sagen aus, dass das Bemuttern kein großes Thema für dich ist. Hast du ein Problem mit deiner *für dich* zu kleinen oder zu großen Brust, dann solltest du dich bewusst mit deiner Weiblichkeit und dem Bemuttern auseinandersetzen. Änderst du bewusst deine Einstellung und dein Bild von deiner Brust, werden sich auch deine Brüste ändern. Siehe »Der Weg zu Gesundheit, Wohlstand und Harmonie« und »Das Buch über die Geschichte des Werdens und die Geschichte des Seins«.

Willst du deine Brust wegen deines Partners verkleinern, sollte lieber dein Partner erwachsen und selbstbewusster werden. Dann wird er sich auch an eine »wirkliche« Frau heranwagen, anstatt nur an eine kindliche. Es ist seine Neurose, die behandelt gehört.

Auch nach einer *Totaloperation* kannst du als Frau stärker werden. Du willst so, mehr oder weniger bewusst, nach außen hin die mütterliche, frauliche Rolle spielen, da dein inneres Selbstwertgefühl betreffs des Frau-Seins gelitten hat. Dein Unterbewusstsein greift jetzt auf die Hormone zurück, um das äußerlich zu zeigen, was du innerlich verloren zu haben glaubst. Liebe dich so, wie du bist, und entscheide dich wieder bewusst für Selbstliebe, Selbstwert und Lebensfreude.

*Verschwinden deine weiblichen Kurven unter dem Fett,* nimmt auch der Konkurrenzdruck von anderen Frauen ab. Verschwindet die Attraktivität unter dem Fett, ist sie keine Gefahr mehr für andere Beziehungen. Oft ist auch die Eifersucht des / der eigenen Partners/in unbewusst die Ursache, sich durch das Fett unattraktiv zu machen, um dadurch den Konflikten auszuweichen, ihnen vorzubeugen. Sind dein Selbstvertrauen, deine Selbstliebe und dein Selbstwertgefühl nicht in Ordnung, kann das Verstecken hinter dem Fett unangenehme Anbagger- oder Verführungsversuche verhindern. Die mangelnde Freude mit dem eigenen fetten Körper, das Frigide-und-unbefriedigt-Sein, die gesamten negativen Gefühle, die dadurch entstehen, werden gegen das In-Ruhe-gelassen-Werden eingetauscht.

Das Leben hinter dem Fettwall wird immer langweiliger, da du selbst nichts Neues auf dich zukommen lässt. So wenig, wie du dich hinter deinem Fettschutzwall hervorwagst, wagen sich die anderen zu dir.

> Meist sind es nur unreife Mitmenschen (meist Männer), die sich von den üppigen, fetten, das Gefühl des Genährt-und-geborgen-Werden verkörpernden Personen angezogen fühlen.

So wird oft auch dem sexuellen Geschlechterkampf, der ebenfalls Selbstwertgefühl, Selbstbewusstsein und Selbstliebe erfordert, ausgewichen.

Sind deine *Hüften* deine Problemzone, dann soll dich das auf deine sture, hartnäckige Wut auf deine Eltern aufmerksam machen. Du solltest dich mit deiner Kindheit und deinem Elternhaus bewusst auseinandersetzen, es aufarbeiten, und jedem, der dir in diesem Leben was auch immer angetan hat, vergeben. Mache dir bewusst, es ist deine selbstgewählte Lernaufgabe.

Der *Hüftspeck* oder *Schwimmreifen* ist ein ehrlicher Hinweis darauf, dass du in deinem Umfeld kaum mehr wirkliches Ansehen hast. Dein Ansehen ist dahin, du drohst gesellschaftlich unterzugehen. Anstatt innerlich zu wachsen, wächst du äußerlich, in Form einer Karriere, einem äußerlichen Erfolg oder deinem Bankkonto. Auf dein falsches Wachsen macht dich dein Unterbewusstsein mit einem mehr oder weniger großen »Schwimmreifen« aufmerksam. Du solltest jetzt rasch umdenken, dich ändern. Dein in das Unterbewusstsein verdrängter Frust zeigt sich jetzt im »Schwimmreifen«. Wirkliches Ansehen erreichst du nicht durch Resignation, sondern durch Aktivität. Die geistige Aktivität stärkt und fördert dein Selbstbewusstsein. Der Hüftspeck kann auch der Hinweis darauf sein, dass du mit deiner physischen Männlichkeit oder Weiblichkeit innerlich nicht zufrieden bist. Werde dir bewusst, du hast dir dieses Leben als Mann oder Frau selbst als Lernprozess ausgesucht.

Ist dein *Bauch* deine Problemzone, dann soll dir das sagen, dass du innerlich wütend bist, da du der Meinung bist, dass dir Nahrung oder Unterstützung vorenthalten wird. Du hast aber immer alles, was du benötigst, du musst dir dessen nur wirklich bewusst werden. Nur du enthältst dir durch deine Art zu denken etwas vor, niemand anderer.

Ein *dicker Bauch* signalisiert auf der menschlichen Ebene, dass du dich in Sicherheit fühlen kannst, dass alles in Ordnung ist und dass ein Vorrat angelegt ist. Du bist gesellig, gemütlich und du bist beruhigt, denn es kann dir nichts passieren. Dieser Schein wird durch deinen Bauch nach außen hin gezeigt. In Wirklichkeit signalisiert der vor dir hergetragene Bauch deine innere Ohnmacht. Was dir an wirklichem Wissen, Können und Ansehen im Leben fehlt, trägst du jetzt hineingefressen vor dir her.

Steigert sich der Zustand zum *Hängebauch*, ist so der Hinweis auf die Einverleibung auf der falschen Ebene gegeben. Du hättest, anstatt aus innerem, mehr oder weniger bewusstem Frust zu essen, lieber geistig etwas zu dir nehmen sollen. So ist es aber für dich bequemer gewesen. Jetzt zeigt sich dein mangelndes Selbstwertgefühl und das nach außen hin scheinbare Selbstbewusstsein und dein (leicht verletzbarer) Stolz im oft stolz vor dir hergetragenen Hängebauch. Hättest du wirklich geistig an dir gearbeitet, anstatt nach außen den Selbstbewussten, Wichtigen und Stolzen zu spielen, müsstest du jetzt nicht so schwer an deinem Bauch tragen. Wirkliches Wissen, wirkliches Ansehen und echte materielle Sicherheit würden die Problemzone Hängebauch erübrigen.

Ähnelt dein Bauch einer *Fettschürze*, so ist das der Hinweis darauf, dass du ein Problem mit deiner Einstellung zur Geschlechtlichkeit und zur Sexualität hast. Zur Verschleierung verwendest du jetzt die Schürze aus Fett. Die Bindegewebsschwäche weist auf deinen Mangel an innerem Halt und Spannkraft und auf deine Nachgiebigkeit hin. Du solltest dich diesen von dir verdrängten Themen bewusst stellen, die Ursache, warum du sie bis jetzt verdrängt hast, erkennen und sie bewusst aufarbeiten.

Ist die Ursache des Bauches nicht Fett, sondern Luft, ist das der Hinweis auf einen *aufgeblasenen Besitzer*, der nicht Luft (Töne) ablassen kann. Du solltest, anstatt immer nur zu stänkern und zu jammern, an deinem Selbstbewusstsein arbeiten, immer zu deiner wirklichen Meinung stehen und sie auch nach außen hin vertreten. Anstatt hinterrücks zu jammern und zu maulen, solltest du dich frei und ungehemmt äußern. Gestalte dein Leben so, wie es dir wirklich gefällt, und stehe dazu. Werde endlich aktiv.

Lässt du deine alten Ansichten nicht los, hortest du materielle Güter (Geld, Schmuck, Bekleidung, andere materielle Besitztümer, z.B. Häuser), vielleicht aus Angst, dass dir irgendwann einmal etwas fehlen könnte, dann gibt es keinen Platz für Neues. Es wird dann eines Tages der Punkt erreicht, wo du durch deine Art zu denken so viel negative Energie angesammelt hast, dass dich dein Unterbewusstsein mit *Übergewicht* und meist auch mit *Verstopfung* darauf aufmerksam macht, dass du so deine weitere geistige Entwicklung verhinderst. Du gibst weniger, als du annimmst.

Dein Unterbewusstsein zeigt dir das Nicht-Loslassen, und dass die Vergangenheit nicht als Vergangenes erkannt wird, mit einer Verstopfung, die dann oft chronisch wird.

Auch wenn du vielleicht aus Angst, dass du andere damit verletzen könntest und dann vielleicht von ihnen nicht mehr akzeptiert oder geliebt wirst, Wissen behältst, anstatt es an deine Mitmenschen weiterzugeben, kann die Ursache für Übergewicht und Verstopfung sein. Jeder von uns hat den Zugang, zu allen materiellen Gütern (Energieformen) und das Recht auf alles Schöne und Gute im Leben. Es ist auch für alle alles im Überfluss vorhanden, nur durch unser falsches, oft überliefertes Denken enthalten wir es uns selbst vor.

Suchst du Liebe außerhalb von dir, z. B. bei deinen Mitmenschen, hast du aber Angst vor deren möglicher Zurückweisung, da du innerlich davon überzeugt bist, dass du nicht viel wert bist, und dass alle anderen immer mehr geliebt werden als du, wird dein falsches Denken vom Unterbewusstsein mit Übergewicht »belohnt«. Du wirst in Wirklichkeit mehr geliebt als dir bewusst ist, aber du wirst nur so viel Liebe bekommen, wie du zu geben bereit bist. Nur wenn du gibst, bleibt die Energie im Fließen, und es kommt etwas nach.

Verarbeitest du neue Ideen nicht, sondern schiebst sie ohne Aufarbeitung zur Seite, ob aus Angst vor Konsequenzen oder aus Ablehnung, wird dich dein Unterbewusstsein auf dein Verhalten und deine Angst mit *Durchfall* hinweisen.

Kannst du dich im Leben (Beruf, Familie, Umfeld) nicht so durchsetzen, wie du es gerne möchtest, und verdrängst du den daraus entstehenden Frust in dein Unterbewusstsein, dann wird dich dein Unterbewusstsein früher oder später, wenn genug negative Energie vorhanden ist, mit einem *mächtigen Gesäß* darauf aufmerksam machen. Was du erreichen wolltest, erreichst du jetzt auf der falschen, auf der menschlichen Ebene. Dein großes Hinterteil zeigt so auf, dass du schwer darauf (fest)sitzt, anstatt dich wirklich durchzusetzen.

Höre mit dem *Wollen* auf und *wünsch* dir deine von dir angestrebte Position im Leben. (Siehe »Der Weg zu Gesundheit, Wohlstand und Harmonie« und »Das Buch über die Geschichte des Werdens und die Geschichte des

Seins«) Mit der Überzeugung, dass du alles schaffst, wird es dir auch gelingen. Achte aber auch darauf, ob du es in Wirklichkeit nicht nur für dein Ego machst, denn dann wird es dir weiterhin Kummer bereiten.

Sind deine *Oberschenkel* deine Problemzone, dann soll dich das auf deine meist aus deiner Kindheit stammende, große Wut meist auf den Vater hinweisen. Du solltest dich mit deiner Kindheit und deinem Elternhaus (Vater) bewusst auseinandersetzen, es aufarbeiten und jedem, der dir in diesem Leben was auch immer angetan hat, vergeben. Lass deinen Vater aus seiner Kindheit erzählen. Er bekam wahrscheinlich als Kind keine Liebe und hat deshalb Probleme, Liebe zu geben. Vergib ihm. Er kann nur das weitergeben, was seinem Bewusstseinsstand entspricht. Mache dir bewusst, es ist eine deiner selbst gewählten Lernaufgaben.

Wenn du dein Frau- oder Mannsein bewusst oder unbewusst nicht akzeptierst, kann sich das ebenfalls als Übergewicht zeigen.

Bei den Frauen sagt dann die *Überbetonung von Becken, Po und Schenkeln,* dass im Seelischen die Weiblichkeit zu kurz kommt. Bei Männern kommt das Männliche zu kurz. Rückführungen bestätigen, dass wenn z.B. die Eltern oder ein Elternteil, meist der Vater, sich während der Schwangerschaft mit Gefühl (Energie) einen Jungen bzw. ein Mädchen gewünscht hat, sich das auf der Energieebene auf das Kind überträgt. Mehr oder weniger bewusst glaubst du, nicht geliebt zu werden. Auch wenn du als Kind, z.B. als Mädchen, lieber ein Junge gewesen wärst, und geglaubt hast, dass du dann dies und jenes mehr oder anders hättest machen können, kann das der Auslöser sein. Ebenso, wenn du im Berufsleben, weil du der Meinung bist, dass dir das andere Geschlecht Vorteile bringen würde, dir mit Gefühl (Energie) wünschst, dem anderen Geschlecht anzugehören.

Werde dir bewusst, dass du dir für dieses Erdenleben dein Geschlecht als Lernaufgabe selbst ausgesucht hast. Akzeptiere es und nimm es bewusst an. Überzeuge dich selbst davon, dass es schön ist, eine Frau bzw. ein Mann zu sein, und deine Problemzonen werden verschwinden. Liebe dich, so wie du bist.

Die sogenannten *Reithosen* sind der Hinweis auf deine starke Ablehnung des Weiblichen, z. B. der weiblichen Körperformen. Wenn du bewusst die Weiblichkeit bejahst und akzeptierst, werden die »Reithosen« dauerhaft abgebaut.

Hast du innerlich ein Problem mit deinem Selbstbewusstsein im Bereich der Männlichkeit oder der Weiblichkeit, dann wirst du dich vielleicht um eine muskelbepackte *Bodybuilderfigur* bemühen. Diese besondere Betonung des Körpers weist wie jedes Extrem auf das Gegenteil hin, bei den Männern auf den »Hasenfuß« und das »Weichei« und bei den Frauen auf die äußere teilweise Verweigerung der Weiblichkeit und die innere Sehnsucht nach dem Weiblichen.

In der *Pubertät* kann die bewusste oder unbewusste Angst vor der Sexualität oder der diesbezügliche Frust auch dazu führen, dass du dich hinter dem Fett versteckst. So vermeidest du, auf das andere Geschlecht anziehend zu wirken.

*Logischerweise werden die Problemzonen, da sie ja eine Botschaft sind, bei Diäten selten abgebaut.*

Anstatt eine Diät oder Schlankheitskur zu machen, solltest du einen Blick in dich, in dein Gefühlsleben, machen, das Unharmonische in dir erkennen und es bewusst aufarbeiten. Gestehe dir zu, alles zu essen, was, wann und so viel du willst. Höre auf dein inneres Gefühl.

# Verdauungsprobleme und Probleme im Verdauungsbereich

Hast du Verdauungsprobleme, ist es auch im gedanklichen Bereich so. Du solltest deine Gedanken oder Ideen, die dich derzeit beschäftigen, genauer betrachten und sie nicht schon von vornherein ablehnen. Die Verdauungsprobleme beginnen schon beim Zerkleinern der Nahrung. Nachfolgend Auszüge aus dem Buch »Umdenken - der Weg aus der Krankheit«.

***Kiefer***

Die Kiefer, die für das Durchbeißen und das Zähne-Zeigen zuständig sind, weisen darauf hin, dass in den Bereichen Wut, Hass, Rachsucht, Zorn die bewusste Auseinandersetzung und damit der Abbau der Aggressionen erfolgen soll. Diese verdrängten Gefühle solltest du nicht herunterschlucken, sondern aufarbeiten, du solltest dich »durchbeißen«. Frag dich, warum du dich derart kontrollieren musst. Stell dich deinen Ängsten. Bei Kieferproblemen kann auch ein Gefühl der Trauer, das nicht aufgearbeitet wurde, zum Ausdruck kommen.

***Zähne***

Mit den Zähnen beißt du zu, zerbeißt und zerkleinerst. An deinen Lebenserfahrungen hast du oft »schwer zu kauen«, du musst dich »durchbeißen« oder es fehlt dir die Kraft oder der Mut zum »Zubeißen«. Ist die Nuss zu hart, kannst du dir die Zähne ausbeißen, so wie bei den Gedanken, mit denen du dich derzeit beschäftigst. Aggressionen, Verbissenheit, Verhärtung und zu viel Ehrgeiz stehen dahinter. Probleme mit den Zähnen sagen dir, es ist Zeit, Entscheidungen zu treffen, hinter deiner Entscheidung und deiner Meinung zu stehen und dich durchzubeißen.

Verwirkliche deine Wünsche, setze sie in die Tat um. Anstatt anderen etwas nachzutragen, solltest du lernen, unvoreingenommen zu urteilen.

### *Schluckbeschwerden*

Kannst du eine Situation oder eine bestimmte Person nicht akzeptieren oder willst du selbstverschuldete Schwierigkeiten nicht zugeben, bleibt es dir sozusagen im Hals stecken; da du es nicht herunter bringst, kann sich das durch Schluckbeschwerden bemerkbar machen.

Auch sexuelle Schuldgefühle können Schluckbeschwerden auslösen. Du bist einer Situation, vielleicht der Sexualität, nicht gewachsen und könntest Hilfe gebrauchen.

### *Speicheldrüsen*

Die Speicheldrüsen produzieren den Speichel, der das Reden, das Schlucken und mit seinen Enzymen die Zersetzung der Kohlehydrate ermöglicht.

### *Übermäßiger Speichelfluss*

Der übermäßige Speichelfluss sagt dir, dass du meist ohne zu überlegen zu viel für andere tun willst. Du musst dir von den anderen auch nicht alles gefallen lassen, alles schlucken. Du solltest auf andere auch nicht böse sein oder ihnen etwas nachtragen und auch nicht unbewusst auf sie spucken. Anstatt andere mit deiner Liebe zu überhäufen, solltest du dich mit deinen Bedürfnissen, deinem Glück und deinem Erfolg beschäftigen. Finde den idealen Mittelweg.

### *Mangelnder Speichelfluss*

Mangelnder Speichelfluss weist dich darauf hin, dass du misstrauisch und verschlossen bist und die Ideen anderer nicht akzeptieren (schlucken) willst. Ändere deine Einstellung den anderen gegenüber und vertraue deinen Mitmenschen. Sei auch für ihre Ideen offen. Auch Angst vor dem Kommunizieren kann einen trockenen Mund erzeugen (z. B. eine Rede).

### *Rachenentzündung*

Bei einer Rachenentzündung ist der Hinweis auf Etwas-nicht-annehmen/hereinnehmen-Wollen gegeben. Du verdrängst den Zorn und willst nicht darüber reden und am liebsten auch nichts davon hören. Aber nur durch eine bewusste Auseinandersetzung wird etwas aufgearbeitet und erledigt.

### *Speiseröhre*

Die Speiseröhre verbindet den Rachen mit dem Magen. Sie steht also für das Etwas-Neues-An- und Aufnehmen, es zu akzeptieren und zu verarbeiten. Speiseröhrenprobleme bekommst du, wenn du gerne neue Ideen verurteilst und verwirfst. Wenn du deine Vorstellungen nicht in die Tat umsetzen kannst, verkrampfst du dich.

### *Speiseröhrenentzündung*

Kannst du etwas nicht schlucken (akzeptieren) und wirst du deshalb immer wütender, kommt es zur Speiseröhrenentzündung, Ösophagitis. Bei allen Speiseröhrenproblemen solltest du den anderen und ihren Ideen gegenüber offener und toleranter werden.

### *Mageneingang*

Probleme mit dem Mageneingang, Achalasie und Kardiastenose, sagen dir, dass du innerlich nicht bereit bist, das, was dich innerlich hauptsächlich beschäftigt, weiter in diesem Ausmaß und in dieser Geschwindigkeit anzunehmen. Es ist dir zu viel, es kommt dir unverdaut wieder hoch. Du solltest dich in kleinen Schritten mit der Ursache (oft im sexuellen Bereich - Seitensprung) und deiner Einstellung zu deinem Leben auseinandersetzen. Wenn du die Türen aufmachst, dann genieße auch, anstatt sie im letzten Moment wieder zuzumachen. Stehe zu dem, was du tust, anstatt dich selbst zu bestrafen.

### *Kloß im Hals*

Die harmlosere, kleinere Version davon ist das Kloßgefühl im Hals.

### *Verschlucken*

Wenn du dich verschluckst, hast du soeben auf beiden Ebenen etwas in den falschen Hals bekommen. Eine Verwechslung, eine Täuschung oder du hast etwas missverstanden.

### *Luftschlucken*

Das Luftschlucken, Aerophagie, weist dich darauf hin, dass du das Gefühl hast, nichts zu sein, und dass du nichts zu sagen hast. Den Druck, den andere auf dich ausüben, schluckst du herunter. Das Luftablassen zeigt sich jetzt entweder mit dem Hinweis, dass es (die Sache) dir aufstößt, oder du beginnst, auf beiden Ebenen zu stänkern. Mach dir Luft, erweitere dein Bewusstsein, werde selbstbewusster und kommuniziere wirklich.

### *Rülpsen*

Abnormal häufiges Rülpsen (Aufstoßen) ist der Hinweis für dich, dass du dich ausdrücken willst, aber dich nicht dementsprechend artikulieren kannst. Ein plötzlicher Gedanke oder ein Ereignis (meist hat es mit einem Gefühl der Angst im Bereich von Essen und Trinken zu tun) ist der Auslöser. Akzeptiere dich, so wie du bist. Nimm positive Gesten und Komplimente an und erkenne, was die anderen an dir schätzen. Lerne zu formulieren und dein Selbstwertgefühl und dein Selbstbewusstsein werden größer und deine Rülpser seltener.

### *Schlechter Atem/Mundgeruch*

Staust du Hass, Wut und Rachegefühle gegen jemanden in dir auf und leidest du innerlich an großem Kummer, hältst du dir mit dem schlechten Atem, dem Mundgeruch, die Mitmenschen vom Leib. Anstatt innerlich abzusterben, solltest du die Ursache deiner Gefühle nochmals in Liebe überdenken. Verzeihe dir selbst und allen anderen und betrachte ab jetzt dich selbst und alle anderen als göttliche Wesen.

Frage dich, warum du innerlich auf Distanz (intime Kontakte) gehst.

### *Zwerchfell*

Das Zwerchfell trennt wie ein Deckel den Brustraum und den Bauchraum (Kommunikation und Wut, Zorn, Kummer und Angstgefühle). Es ist für die Atmung zuständig. Erstarren deine Gefühle im Bauchraum, erstarrt auch dein Zwerchfell und deine Atmung wird beeinträchtigt.

### *Zwerchfellhochstand*

Der Zwerchfellhochstand kann das Herz (Liebe) beeinflussen. Er entsteht, wenn du herumstänkerst, ein dich belastendes Thema nicht bewusst aufarbeitest und nicht darüber kommunizierst, da du niemanden belästigen oder belasten willst. Was du da auf dem Herzen hast, drückt jetzt auf dein Herz. Arbeite es bewusst auf und lass es los.

### *Zwerchfellbruch*

Beim Zwerchfellbruch, Hiatushernie, rutscht ein Teil des Magens in den Brustraum. Sodbrennen und Erbrechen treten auf. Du bist sauer und willst etwas loswerden (Diskrepanz zwischen schwächeren männlichen und stärkeren weiblichen Prinzipien).

### *Schluckauf*

Der Schluckauf ist ein abruptes krampfartiges Zusammenziehen des Zwerchfells, ähnlich wie bei einem Lachen, Schluchzen oder Weinen. Es ist der Hinweis darauf, dass eine Seele an dich denkt, dass du für jemand anderen momentan der Mittelpunkt bist.

### *Bauch*

Der Bauch ist der Ort im Körper, wo sich Existenzängste und Wut zeigen. Er ist auch die Vorratskammer, an der so mancher schwer zu schleppen hat.

### *Bauchschmerzen/Bauchkrämpfe*

Stellst du dich deiner Verzweiflung nicht, arbeitest du Kummer und Ängste nicht auf, bist du gehemmt und verklemmt, zeigt sich dir das in der Form von Bauchschmerzen oder Bauchkrämpfen.

Wenn du dir z.B. vor einer Prüfung deines Wissens nicht sicher bist, also an dir selbst zweifelst, bekommst du Bauchschmerzen. Wenn du dich nicht bewusst damit auseinandersetzt, lässt du für dein Unterbewusstsein zu früh los. Das Ergebnis ist dann der Durchfall.

### *Tumor im Bauch*

Hältst du Kummer, Wut und Weinen im Bauch zurück, verkrampft sich der Solarplexus und deine Atmung wird flach. Das kann bei der Nicht-Aufarbeitung zu einem Tumor im Bauch führen. Das Glück deiner Mitmenschen ist nicht deine Lebensaufgabe. Du kannst mit-fühlen, aber du sollst nicht mit-leiden. Ein jeder muss seine eigenen Erfahrungen machen. Treten die Schmerzen im oberen Bauchbereich, im Bereich des Solarplexus, auf, solltest du aufhören, dich so viel um deine Mitmenschen zu kümmern.

Treten die Schmerzen unterhalb des Nabels auf, machst du dir große Sorgen um deine derzeitige Situation. Du hast Angst, andere könnten dir schaden, um ihre eigenen Absichten durchzusetzen.

Deine Sorgen lösen die Probleme nicht. Erst wenn du loslässt, kannst du gelassen über deine Situation nachdenken und sie nach deinen Bedürfnissen umsetzen.

### *Magen*

Der Magen ist für die Geborgenheit, das Aufnehmen und das Verdauen zuständig, körperlich wie geistig. Willst du jemanden oder etwas nicht akzeptieren, bist du für neue Ideen oder Vorstellungen der anderen nicht aufgeschlossen oder verträgst du Kritik von anderen nicht, zeigen sich deine Intoleranz, dein Ärger und deine Aggressionsenergie in Form eines Magenproblems.

Du solltest offen für die Ideen und die Art deiner Mitmenschen sein. Jeder darf so sein, wie er ist, und ein jeder ist für seine Eigenheiten und sein Leben selbst verantwortlich. Je früher du erkennst, dass du an dir und nicht an den anderen arbeiten sollst, umso schneller verschwindet dein Magenproblem. Anstatt die Probleme, den Ärger und die Aggressionen wegen des Nicht-mehr-geborgen-und-verwöhnt-Werdens immer wieder in dich hineinzufressen, musst du dich mit deinen Problemen und Aggressionen bewusst auseinandersetzen, sie erledigen oder sie bewusst akzeptieren.

Stehe zu deinem bis jetzt nicht erfüllten Wunsch nach Hilfe, Versorgung und Anlehnung an andere. Verwende deine Aggressionsenergie gegen dein schon lange bestehendes nicht reales »Nest«.

### *Sodbrennen/Magenschleimhautreizung*

Das Sodbrennen und die Magenschleimhautreizung weisen dich darauf hin, dass du auf jemanden oder etwas sauer bist. Es stößt dir auf. Du möchtest etwas Bestimmtes, doch du erlaubst es dir nicht, oder du fühlst dich von jemandem oder etwas verraten und bist deshalb wütend. Es werden wahrscheinlich deine Wünsche nach echter Geborgenheit sein. Deine Gereiztheit und deinen Ärger frisst du in dich hinein. Anstatt zu leiden, solltest du das, was du mit Zorn und Wut betrachtest, einmal vorurteilslos und tolerant betrachten.

Du wirst ansonsten immer verbitterter und härter zu dir selbst und zur Umwelt. An den hängenden Mundwinkeln und den stark ausgeprägten Falten zwischen der Nase und den Mundwinkeln wird es dann äußerlich sichtbar. Du musst die Verantwortung für dich selbst übernehmen und deine Wünsche und aggressiven Gefühle äußern, anstatt sie weiter in dich hineinzufressen. Auch deine übertriebenen Geborgenheits- und Verwöhnungswünsche sollst du auf ein normales Maß reduzieren. Lass auch dein Nesthockerdasein los.

### *Völlegefühl*

Das Völlegefühl sagt dir, dass du schon mehr als genug an Zuwendung und Versorgung bekommen hast.

### *Saures Aufstoßen*

Das saure Aufstoßen weist dich ebenfalls auf ein Zuviel im Bereich der Geborgenheit und Zuwendung hin. Es kann aber auch die Zurückweisung von etwas gerade Gesehenem oder Gehörtem ausdrücken. Hinterfrage die Richtigkeit der Zurückweisung und wovor du Angst hast. Die Nahrung symbolisiert deine Mutter. Hat deine Angst heute noch eine Berechtigung?

### *Erbrechen*

Das Erbrechen und die Übelkeit sagen dir, dass du nicht nur körperlich etwas zu dir genommen hast, wogegen du dich innerlich sträubst. Es deutet auf deine Ablehnung und Zurückweisung hin. Das reale Weltbild stimmt mit deiner idealen Scheinwelt nicht überein. Werde toleranter, akzeptiere jeden, so wie er ist.

### *Magenschleimhautentzündung/Gastritis*

Die Steigerung der Magenschleimhautreizung ist die Magenschleimhautentzündung, die Gastritis. Sie weist dich darauf hin, dass sich deine Aggressionen im Bereich Geborgenheit und Harmonie (Trennung, Scheidung, Konflikt mit Mitmenschen) wegen deiner Befürchtungen und deiner anhaltenden Ungewissheit verstärkt haben. Du hast Angst vor dem Neuen und willst dich nicht bewusst damit auseinandersetzen, es verdauen. Arbeitest du die Gefühle und Aggressionen weiterhin nicht bewusst auf, kommt es durch die Säure zur Magenschleimhautzerstörung, dem Magengeschwür.

### *Magengeschwür*

Ein Magengeschwür, Ulcus, sagt dir, dass du dich in den Bereichen Geborgenheit, Zuwendungen und Harmonie machtlos fühlst. Du glaubst, nicht gut genug zu sein. Überdenke und ändere deine Einstellung zu den betreffenden Ereignissen und Personen. Arbeite die Konflikte bewusst auf, verdaue sie. Gestehe dir deinen Wunsch nach Geborgenheit, Liebe und dem Versorgt-Werden ein und lege deine Maske der Härte und Unabhängigkeit ab. Werde erwachsen, du schaffst alles. Das erbrochene rote Blut weist im Gegensatz zum Teerstuhl beim Zwölffingerdarmgeschwür auf die Bereitschaft, dich zu wehren, zu kämpfen hin, aber auch darauf, dass das Leben verfließt.

Werden in der Schwangerschaft laufend von der Mutter Angstgefühle, Stress oder Aggressionen und negative Gefühle auf der Energieebene auf das Ungeborene übertragen, kann das Kind im Extremfall schon mit Magengeschwüren auf die Welt kommen.

### *Magendurchbruch*

Arbeitest du die Ursachen des Magengeschwürs nicht auf, kommt es zum Magendurchbruch. Ob Penetration (Durchbruch in die Bauchspeicheldrüse) oder Perforation (Durchbruch in den Bauchraum), du solltest sofort selbst die Verantwortung für dein Leben übernehmen und aus deiner eingeengten Gefühlswelt, dem Nesthockertum, nach außen gehen.

Wird der Magen entfernt, verlagert dein Unterbewusstsein den Hinweis auf die Nieren.

### *Magenkrebs*

Lange Unterdrückung der Gefühle in den Bereichen Geborgenheit, Zuwendung, Harmonie und Angst vor dem Loslösen aus dem Nest, also dem Selbstständig-Werden und der Selbstverwirklichung führt dann zu einer Explosion der Aggressionen, dem Magenkrebs. Nur du kannst umdenken und dein Leben ändern. Es ist dein Leben, du musst es nur tun.

### *Magen-Darm-Entzündung*

Eine *Magen-Darm-Entzündung* weist mit dem Erbrechen

auf das Etwas-nicht-schlucken-oder-behalten-Wollen hin, mit den Bauchschmerzen auf die Angst und mit dem Durchfall auf das Es-nicht-verarbeiten-Wollen und Es-zu-früh-Loslassen (Verdrängen) hin. Du kennst das Problem, um das es sich handelt. Setze dich bewusst damit auseinander und arbeite es ohne Angst auf. Du bist die Macht in deinem Leben. Es gibt keine Probleme, es gibt nur Herausforderungen.

### *Zwölffingerdarm*

Im Zwölffingerdarm, Duodenum, wird die Nahrung für die Aufnahme im Dünndarm analysiert.

### *Zwölffingerdarmgeschwür*

Ein Zwölffingerdarmgeschwür, Duodonalgeschwür, soll dich auf deinen übergroßen Ehrgeiz und dein Bestreben, vorwärts zu kommen hinweisen. Deine aggressive Kritiksucht (Selbstkritik) und dein Bestreben, dein Denken bis in die letzten Details zerlegen zu müssen (geistiges Wiederkäuen), zeigen sich jetzt im Zersetzen, dem Auffressen des Zwölffingerdarms. Mache dir bewusst, dass du wie jeder andere ein Anrecht auf Zärtlichkeit, Geborgenheit, Bemuttert-und-versorgt-Werden hast. Du sollst dir deine gewünschte Geborgenheit gegen deine Vernunft und Kritiksucht erkämpfen und deine Empörung in Worte fassen und zugeben, dass du manche Dinge nicht so akzeptieren willst, wie sie sind. Mit den Blutungen (Teerstuhl) kommt der Hinweis, dass du deine Lebenskraft nicht opfern, sondern für die Umsetzung eines neuen Lebensbildes verwenden solltest.

### *Leber*

Die Leber ist für die Energieproduktion und Speicherung, den Eiweißstoffwechsel und die Entgiftung zuständig.

Probleme mit der Leber weisen dich auf Probleme mit deiner Bewertung und Wertung (Mittelwert) sowie deinen Einschätzungen hin. Kurz gesagt auf das Verarbeiten, darauf, ob ein Zuviel an Wünschen oder Zielsetzungen vorhanden ist. Die Leber ist der Sitz der primitiven Gefühle, des verdrängten Zorns und der Wut.

### *Leberentzündung*

Eine Leberentzündung weist immer auf deinen Widerstand gegen Toleranz, das Aufarbeiten und gegen bewusste Veränderungen hin. Du hast Angst vor den Folgen und Angst, dass dir dann etwas fehlt. Du solltest die Ursache für deine Angst, die Wut oder den Hass bewusst aufarbeiten und toleranter und anpassungsfähiger für neue Situationen werden. Koordiniere die Geschehnisse in deinem Leben. Anstatt über Veränderungen zu urteilen und sie vorschnell zu ändern oder sie zu verwerfen, solltest du nicht nur stur auf deinen Kopf hören und recht haben wollen, sondern ruhig, gelassen und tolerant die Geschehnisse überdenken.

### *Leberzirrhose*

Die Leberzirrhose weist auf dein nicht bewusstes Verarbeiten der Zustände und auf deine nicht ausgelebten Aggressionen hin. Jetzt werden sie selbstzerstörerisch. Du solltest sofort damit aufhören, dich aufzulehnen und von der Ungerechtigkeit des Lebens überzeugt zu sein.

### *Hepatitis*

Die Hepatitis ist ein Hinweis darauf, dass du Angst vor dem Versagen hast, dass du dich vereinsamt fühlst oder dass du deine Existenz stark gefährdet siehst.

In der Jugend ist sie ein Hinweis auf Versagensängste oder auf Bedrohungserlebnisse.

### *Gicht*

Die Gicht weist dich darauf hin, dass du dominieren möchtest und dass du das Gefühl hast, von allen ausgenutzt zu werden, auch auf deine Zukunftsängste weist sie hin. Du bringst diese Gefühle aber nicht zum Ausdruck und empfindest deshalb innerlich Wut.

Ist die große Zehe betroffen, ist das ein Hinweis darauf, dass du deine Mitmenschen auf Umwegen zu lenken versuchst, es aber nicht wahrhaben willst.

Höre auf zu denken, dass dich die anderen ausnutzen, setze dich wirklich durch, sei nicht unterwürfig und habe den Mut, auch Nein zu sagen. Lebe dein Leben und übernimm die Kontrolle, wenn nötig direkt anstatt auf Umwegen. Werde flexibel und arbeite deine Zukunftsängste auf, sie sind nicht begründet. Lerne, dich besser mitzuteilen.

### *Cholesterin*

Das Cholesterin dichtet und stabilisiert die Zellen, ebenso die Schutzhüllen der Nerven. Es ist der Grundstoff für die Gallensäure (Fettverdauung), die Sexualhormone und es ist unter anderem auch für das Notfallhormon Kortison das Ausgangsmaterial.

Ein zu hoher Cholesterinspiegel sagt aus, dass es dir an geistiger Vitalität fehlt. Du hast mehr oder weniger bewusst einen Schutzpanzer um dich errichtet. Überdenke deine Lebenssituation, und du wirst erkennen, wo es dir auf der geistigen Ebene an Bewusstseinsbildung mangelt, wo du dicht gemacht hast. Dann kannst du auch wieder Freude annehmen.

### *Gallenblase*

Die Gallenblase sammelt die Galle und dickt sie ein. Die Galle ist vor allem für die Fettverdauung wichtig. Sie steht also für alles Üppige und Überflüssige. Drückst du deinen Ärger nicht bewusst aus, z. B. wenn du dich über jemanden oder dich selbst ärgerst, dann kommt dir die Galle hoch. Für deine Probleme mit der Galle sind deine Aggressionen, ein Zuviel an Jähzorn und Wutausbrüchen verantwortlich. Du solltest sie durch Ausgeglichenheit und Liebe ersetzen.

### *Gallensteine*

Gallensteine sind versteinerte Aggressionen. Fühlst du dich in der Familie oder am Arbeitsplatz beengt und bist du deshalb verbittert, wirst du, wenn du die Aggressionen nicht auslebst, Gallensteine bekommen. Änderst du dich nicht, wirst du vom Unterbewusstsein mit einer *Kolik* beglückt. Die Kolik ist der Beweis für deine innere Ungeduld, die Umstände zu ändern.

### *Gelbsucht*

Die Gelbsucht, Ikterus, entsteht, wenn die Galle gestaut wird. Sie ist ein Hinweis auf zu wenig Einsicht, auf Vorurteile, zu wenig Toleranz und auf nötige Mäßigung.

### *Bauchspeicheldrüse*

Die Bauchspeicheldrüse, Pankreas, produziert Verdauungssäfte, Enzyme und das Insulin. Sie steht für das dynamische Herangehen an die Dinge und Herausforderungen.

### *Bauchspeicheldrüsenentzündung*

Die Bauchspeicheldrüsenentzündung weist dich darauf hin, dass du nicht über dich und deine Umwelt nachzudenken, das Betreffende zu analysieren wagst oder es nicht willst. Es ist Wut oder Enttäuschung, weil dein Leben seine süße Seite verloren hat. Vielleicht dramatisierst du und lebst jetzt wegen der falschen Erwartungen mit starken Emotionen und Zorn. Überdenke das und mache dir nicht so viele Sorgen um deine Familie und die Umwelt. Alles ist gut, so wie es ist. Du solltest dich jetzt nicht in das Fressen oder zum Alkohol flüchten. Nicht dein Bauch, sondern dein Gehirn sollte jetzt arbeiten. Du solltest aggressiv denken und auch unangenehme Themen analysieren und aufarbeiten.

### *Insulin*

Produziert die Bauchspeicheldrüse zu wenig Insulin, führt das zum Ansteigen des Blutzuckers, der Zuckerkrankheit, dem Diabetes. Der aufgenommene Zucker wird nicht assimiliert, sondern über den Harn wieder ausgeschieden. Der Zucker steht für die Liebe. Brauchst du übermäßig Süßigkeiten, mangelt es dir an Liebe.

Als Diabetiker wünschst du dir innerlich Liebeserfüllung. Du bist aber nicht bereit, Liebe anzunehmen oder Liebe zu geben. Du hast Sehnsüchte und Wünsche und willst selbstlos, dass alle anderen auch davon genug bekommen. Bekommt jemand mehr als du, wirst du eifersüchtig. Du bemutterst die anderen und leidest, wenn deine Wünsche für die anderen nicht in Erfüllung gehen. Der Auslöser für den Diabetes ist meist ein Verlassenheitsgefühl (Tod, Scheidung u. a.). Du solltest dem, was gewesen sein könnte, nicht nachtrauern. Du bist nicht für das Glück deiner Mitmenschen zuständig. Genieße die Süße des Lebens. Du solltest die Ursache für dieses Liebe-und-Zärtlichkeit-nicht-annehmen-und-geben-Können bewusst aufarbeiten und die Liebe fließen lassen. Erfülle deine Sehnsucht nach Liebe und Zärtlichkeit. Schenke sie ohne Erwartung und schenke Vertrauen ohne Forderung. Denn wer nicht genießen kann, wird früher oder später selbst ungenießbar.

Wenn Kinder sich nicht genug anerkannt fühlen, erzeugt das bei ihnen eine innere Leere und Traurigkeit. Sie versuchen dann unbewusst, über den Diabetes Aufmerksamkeit und Liebe zu bekommen.

### *Schlechte Verdauung*

Die schlechte Verdauung, Maldigestion, oder die schlechte Resorption der Nahrung, die Malabsorption, sagt dir, dass du dich mit gewissen Themen nicht konfrontieren oder sie überhaupt aus deinem Leben ausschließen willst. Arbeite diese Themen bewusst auf, dann kannst du das Leben und die Nahrung wieder richtig verdauen.

### *Fettstuhl*

Der Fettstuhl, Pankreasinsuffizienz oder Steatorrhoe, weist dich auf zu wenig Kritikfähigkeit hin. Du solltest dich bewusster mit den Themen Üppigkeit, dem Reifen, Fülligen und Geilen, dem du bis jetzt ausgewichen bist, auseinandersetzen.

### *Zöliakie/Sprue*

Die Aufnahmestörung des Proteins Gliadin (Getreide), Zöliakie beim Kind, Sprue beim Erwachsenen, ist der Hinweis auf die mehr oder weniger bewusste Verweigerung erwachsen zu werden und die Ablehnung des Körpers und des Lebens. Dem bewussten Rückzug aus dem Materiellen und dem Erkennen, wie unwichtig das meiste Materielle in Wirklichkeit ist, sollte das Öffnen, hin zu den geistigen Dimensionen, folgen.

### *Milchunverträglichkeit*

Die Milchunverträglichkeit ist eine Ablehnung der Mutter und der Welt. Sie ist eine Lebensverneinung.

### *Vitaminmangel/Elektrolytenmangel*

Vitaminmangel und Elektrolytenmangel weisen auf eine Flucht vor Aggressionen bis zur Flucht vor der Realität hin. Sie sind ein wichtiger Hinweis darauf, dass deine Vitalität und deine Lebensfreude nachlassen, dass sie bedroht sind. Erkenne die Ursache und arbeite sie bewusst auf.

### *Rachitis*

Die Rachitis, ein Vitaminmangel (D), ist der Hinweis auf einen Mangel an Gefühlen wie Liebe, Zärtlichkeit und Sicherheit.

### *Pellagra*

Pellagra, ein Vitaminmangel (B), ist der Hinweis auf unterschwelligen Zorn wegen einer Sache, die du nicht aufarbeiten kannst oder willst. Du teilst dich aber auch nicht mit. Arbeite es bewusst auf, kommuniziere, lebe.

### *Dünndarm*

Der Dünndarm analysiert und spaltet die Nahrung auf. Dünndarmprobleme sind der Hinweis auf dein übermäßiges In-das-Detail-Gehen und auf das Zu-viel-Analysieren, -Kritisieren und -Bemängeln. Auch das Gefühl, nicht genug zu kriegen oder zu haben, also Existenzangst, kann die Ursache sein.

### *Ileum*

Fühlst du dich zurückgestellt, deine Fähigkeiten nicht anerkannt, oder fühlst du dich überflüssig, zurückgewiesen, sitzen gelassen, als Notlösung missbraucht, dann kann dich dein Unterbewusstsein darauf und auf deine mangelnde Selbstständigkeit, dein mangelndes Selbstvertrauen und Selbstbewusstsein mit einer Entzündung des Ileum, Enteritis regionalis Crohn, aufmerksam machen. Du solltest dich nicht zurückgewiesen fühlen und selbst alles zurückweisen. Den Erwartungen derer, die du liebst, bist du immer gewachsen. Nur du hemmst dich mit deinen Erwartungen und Befürchtungen, weil du dich zu sehr mit Kleinigkeiten beschäftigst und bei jeder Kleinigkeit, die dir nicht gefällt, alles hinwirfst. Mache dir bewusst, wer du wirklich bist, dass das Leben schön ist, und dass du alles, was du dir von Herzen wünschst, auch bekommst, wenn du das »Wollen« loslässt. Tritt mit der Überzeugung, dass du stark bist und alles schaffst, dein neues Leben an.

### *Darmgrippe*

Die Darmgrippe ist der Hinweis, dass du dich nicht verstanden fühlst, dass du enttäuscht bist. Das bereitet dir Kummer und zeigt sich jetzt als Darmgrippe. Arbeite die Ursache auf und kommuniziere.

### *Divertikulitis*

Eine Divertikulitis ist eine Entzündung eines Bruchs in der Darmschleimhaut und ist der Hinweis auf verdrängten Zorn. Arbeite die Ursache bewusst und tolerant auf.

### *Fisteln/Stenosen*

Fisteln, Stenosen und Darmverschlüsse sind eine Engstelle im Darm. Sie sind der Hinweis auf dein Gefühl, in irgendeinem Bereich in deinem Leben zu wenig zu bekommen.

### *Darmverschlüsse*

Darmverschlüsse stehen ebenfalls für das Gefühl, in irgendeinem Bereich im Leben zu kurz zu kommen. Versuche, ruhig und gelassen im Leben voranzuschreiten. Du bekommst alles, was du dir wünschst, zur richtigen Zeit.

### *Polypen*

Bösartige Auswüchse auf der Gedankenebene können zu Polypen im Darm führen.

### *Stuhl*

Der Stuhl symbolisiert den Inhalt des Unbewussten.

### *Dickdarm*

Im Dickdarm wird das Loslassen der unverdaulichen Nahrung vorbereitet. Er steht also für das Geben. Er steht auch für das Unbewusste, deine Nachtseite oder, da hier auch Gärung und Fäulnis stattfinden können, für das Totenreich.

### *Grimmdarmentzündung*

Die Grimmdarmentzündung ist der Hinweis auf deinen großen Zorn auf Vergangenes, das du nicht loslässt. Arbeite es bewusst auf und dann lass es los.

### *Dickdarmverschleimung*

Die Dickdarmverschleimung weist dich auf das Nicht-Loslassen der alten, vergangenen Erfahrungen hin. Arbeite sie bewusst auf und dann lass sie los.

### *Dickdarmentzündung*

Bei der Dickdarmentzündung, Colitis, sonderst du Schleim und Blut ab. Es ist der Hinweis darauf, dass du nicht dein Leben lebst und aus Angst (Schleimscheißer) auch deine Persönlichkeit nicht verwirklichst. Du lässt die Dinge der Vergangenheit nicht los.

Sie ist der Ausdruck für deine gegen dich selbst gerichteten Aggressionen. Diese Aggressionen sind meist in der Kindheit entstanden.

Die Eltern (meist die Mutter) haben dich wahrscheinlich durch ihr drohendes und kontrollierendes Verhalten gefügig und abhängig gemacht. Wahrscheinlich wurden dir schon früh große Verantwortungen aufgeladen, und so bist du zu dem Gefühl, immer etwas hergeben zu müssen und unterworfen zu sein, gekommen. Unbewusst entstand Trotz. Die mehr oder weniger unbewussten Aggressionen gegen diese Person, die dir das angetan hat, hast du aus Angst nicht nach außen gelassen. Jetzt werden sie als Selbstzerfleischung im Dickdarm sichtbar. Oft wird die eigene Abhängigkeit und Gefügigkeit in der Kindheit im Erwachsenenalter aufrechterhalten und auf Schwache – nach dem Motto »nach oben buckeln und nach unten treten« weitergegeben. Auch das andere Extrem, die totale Unabhängigkeit und Selbstständigkeit kann erreicht werden. Das Die-anderen-gefügig-und-abhängig-Machen bleibt. Die Stärke der Blutung zeugt vom Ausmaß deiner Resignation und Selbstaufgabe. Du solltest deine Bindung zur unterdrückenden Person überdenken und lösen. Auch solltest du das Bild des Verlierers in dir löschen, dich selbst verwirklichen, für dich selbst eintreten und selbstständig und unabhängig werden.

Die Steigerung ist dann der *Dickdarmdurchbruch*.

### *Darmkrebs*

Gegen den Darmkrebs sind nur deine lange Zeit stur verdrängten Gefühle in den zum Darmbereich gehörenden Programmen zuständig und aufzuarbeiten.

### *Verstopfung*

Die Verstopfung, Obstipation, das zu langsame Transportieren des Stuhls (Wasserentzug), bedeutet also, dass du nicht bereit bist, von Vorstellungen und Ansichten der Vergangenheit oder vom Materiellen loszulassen, z. B. stures Beharren auf eigenen Vorstellungen, Kleidung, Geld, Schmuck usw. Du hast mehr oder weniger bewusst Angst, dass an das Tageslicht kommt, dass du in irgendeinem Bereich hortest. Du bist in deinem Denken träge. Du gibst nicht, du lässt nicht los. Du hast unbewusst Angst, völlig ohne etwas dazustehen, wenn du etwas, das du hortest, hergibst. Oder es sind Bequemlichkeit und Sturheit, die dich am Überdenken und Ändern deiner Vorstellungen hindern. Vielleicht hast du Schuldkomplexe oder Minderwertigkeitsgefühle. Bist du z.B. vor oder während einer Reise innerlich gegen eine Abweichung von deinen Gewohnheiten, Lebensrhythmen und Einstellungen (Vorurteile, z.B. fremde Toiletten), bist du also stur und unflexibel, wird dich dein Unterbewusstsein mit einer Verstopfung darauf hinweisen. Denke um und lasse los.

### *Chronische Verstopfung*

Bei einer chronischen Verstopfung kann auch eine angespannte Mutter-Kind-Beziehung (Machtkampf in der Phase des Sauberkeitstrainings) die Ursache sein. Setze dich bewusst mit dieser Phase und deiner Mutter auseinander. Du solltest auch deine Einstellung zu deinen Vorstellungen und zum Materiellen bewusst aufarbeiten und ändern. Z.B. wenn du Bekleidung hortest, solltest du deinen Kleiderschrank wirklich stark ausdünnen. Einen halben Tag später funktioniert deine Verdauung, auch wenn es jahrelang nicht so war, dann wieder.

### *Durchfall*

Ein Durchfall, Diarrhoe mit großen Stuhlmengen, weist auf den Dünndarm hin, geringere, aber häufigere Stuhlentleerungen auf den Dickdarm.

Wagst du etwas, was für dich nicht alltäglich ist, z.B. eine Reise, eine Prüfung oder etwas anderes, das von dir Mut und Selbstbewusstsein erfordert, fühlst dich aber innerlich überfordert, bekommst du Angst. Du hast Angst vor den Konsequenzen und schiebst deshalb neue Ideen zu schnell zur Seite. Du hättest es am liebsten schon hinter dir. Vielleicht fühlst du dich auch alleine gelassen. Wenn du die Situation nicht bewusst aufarbeitest, dich entscheidest (z. B. vor einer Prüfung: »Ist mein Wissen für diese Prüfung ausreichend oder nicht?«), wird dich dein Unterbewusstsein mit dem Durchfall auf das nicht bewusste Aufarbeiten, sondern das Zu-früh-Loslassen hinweisen. Setzt du dich z. B. mit der örtlichen Veränderung und den fremden Eindrücken am Beginn des Urlaubes nicht bewusst auseinander (Koffer auspacken und sich in das Geschehen stürzen ist für das Unterbewusstsein zu wenig), kommt der Hinweis auf das Zu-früh-Loslassen in Form des Durchfalls auf dich zu. Du hättest dich bewusst damit auseinandersetzen sollen, dass du jetzt endlich hier bist und deinen wohlverdienten Urlaub, auf den du dich so lange gefreut hast, antreten kannst. Genieße, wie schön es hier ist, und lasse die Eindrücke auf dich einwirken.

Vielleicht fühlst du dich oft zurückgewiesen und schuldig. Oder du glaubst etwas nicht zu bekommen, zu wenig gut zu sein, oder etwas zu wenig oder schlecht zu machen. Du bist überempfindlich und du setzt dich nicht bewusst mit diesem Thema auseinander. Es fehlt dir die Flexibilität, deine Grenzen, ohne mehr oder weniger bewusste Angst zu haben, zu erweitern. Du lässt das Thema unverdaut los.

Die Bauchschmerzen weisen dich darauf hin, wie verkrampft die Situation bereits ist. Auch eine Befürchtung und Erwartung des Durchfalls wird in Erfüllung gehen. Gestehe dir deine Angst ein und setze dich mit allem im

Leben immer bewusst (eingehend) auseinander, vertraue dem Fluss des Lebens. Du bist viel größer als du glaubst, du musst nur dein Selbstvertrauen stärken.

### *Blähungen*

Plagen dich Blähungen, so weist dich dein Unterbewusstsein damit darauf hin, dass dir der Mut zum Zupacken, zur Konfrontation fehlt, und dass du Mangel befürchtest. Du schiebst die deshalb entstandenen Aggressionen, anstatt sie nach außen kundzutun, nach innen in den Körper ab. Es sind deine unverdauten Vorstellungen. Du solltest deine Aggressionen und das, was dir stinkt, was du nicht erledigen willst, überdenken und in (aggressiven) Konfrontationen abbauen. Dadurch gelangst du zu mehr Ruhe und Gelassenheit. Die Folge ist dann, dass du deine Nahrung ruhig und gelassen anstatt hektisch zu dir nehmen wirst. Dann ist auch der Hinweis über die Blähungen überflüssig.

### *Blinddarmentzündung*

Eine Blinddarmentzündung, Appendizitis, weist mit ihren Symptomen wie Übelkeit, Erbrechen und Verdauungsstörungen darauf hin, dass du bei einem derzeitigen Ereignis Angst vor einer Autoritätsperson oder der Erwachsenenwelt hast. Du hast unbewusst Angst vor dem Leben, aber aus Unsicherheit sprichst du dein Problem nicht an und aus. Die hineingefressene Wut und das Gefühl der Ausweglosigkeit zeigen sich jetzt körperlich als Blinddarmentzündung. Du solltest sofort deine Gefühle der Angst und des Zorns zum Ausdruck bringen. Arbeite sie in Liebe auf und akzeptiere deine Grenzen und die Grenzen deiner Mitmenschen.

Wenn der Wurmfortsatz durchbricht, kommt es zu einer Bauchfellentzündung.

### *Durchbruch*

Jeder Durchbruch sagt aus, dass du dich von einer Situation oder Person eingeengt, bedrängt oder überrumpelt fühlst. Überdenke die Situation und deine Lebensansichten, betrachte sie aber mit mehr Toleranz.

### *Dehydrierung*

Zur Dehydrierung, zum Flüssigkeitsverlust, kommt es, wenn du dich von deinen angenehmen Gefühlen trennst. Durch äußere oder innere Geschehnisse und deine fixen Ideen lässt du dich »ausrinnen«. Liebe dich selbst, lebe dein Leben, verzeihe dir selbst und allen anderen und vertraue dem Fluss des Lebens.

### *Divertikulose*

Bei der Divertikulose, einer Bindegewebsschwäche, bleibt der Stuhl in Taschen im Darm liegen. Entzünden sich diese Taschen, kann es zu einem Durchbruch kommen. Es ist der Hinweis darauf, dass du schon lange materiellen Reichtum oder Unbewusstes (Geizgefühle in irgendeinem Bereich) hortest. Werde dir deines Sicherheitsdenkens und deiner übertriebenen Sparsamkeit bewusst, erkenne die Unsinnigkeit deines Extrems und gönne dir trotz des Etwas-zurücklegen-Müssens etwas mehr als bisher. Fange an, dein Leben zu genießen.

### *Hämorrhoiden*

Die Hämorrhoiden sagen durch ihr Jucken oder ihre

Schmerzen, dass du (geistig) nicht zur Ruhe kommen sollst. Du sollst etwas abschließen, es vollenden. Du sitzt auf deinen Knoten, anstatt sie zu lösen. Du fühlst dich durch eine Autorität (Person, Familie, Arbeitsplatz u. a.) eingeengt und unterdrückt. Wahrscheinlich stehst du auch unter materiellem Druck. Du hast Schwierigkeiten, Entscheidungen zu treffen und die Dinge bewusst aufzuarbeiten und abzuschließen. Mehr oder weniger bewusst hasst du diese Person und die Situation. Du drückst dich aber vor einer Konfrontation. Die Blutung zeugt von deiner Lebensunlust durch deinen Zorn und den Frust. Du solltest loslassen, die Konfrontation suchen, dich und deine Lebensrechte durchsetzen und selbstbewusst in deinem Leben kreativ werden.

### *Mastdarmprobleme*

Ein Mastdarmproblem ist der Hinweis, dass du dir zu viel abverlangst; dass du dich selbst unter Druck setzt, um Dinge zu Ende zu bringen. Mit Ruhe, Gelassenheit und Selbstvertrauen würdest du die Dinge leichter und schmerzfrei erledigen.

### *Erkrankungen im Afterbereich*

Erkrankungen im Afterbereich sind der Hinweis darauf, dass du etwas nicht zu Ende bringen willst; eine Idee, eine Beziehung, einen Abschluss. Wahrscheinlich fühlst du dich irgendwie schuldig oder du bist zu feige.

Arbeite bei allen Afterproblemen die Vergangenheit bewusst auf und lass sie los. Wenn du etwas loslässt, wird wieder Platz für etwas Neues frei. Mache dir auch bewusst, dass du unabhängig von den anderen bist und zweifle nicht an dir. Du schaffst alles.

### *Bindegewebe/Bindegewebsschwäche*

Das Bindegewebe verbindet die Zellen und gibt ihnen Halt. Die Bindegewebsschwäche weist auf deinen Mangel an Halt und Spannkraft und auf deine Nachgiebigkeit hin.

### *Besenreiser*

Besenreiser auf den Beinen sind der Hinweis auf eingeschränkte geistige Beweglichkeit, Standhaftigkeit und charakterliche Festigkeit. Du solltest immer deinen Standpunkt vertreten, geistig flexibel in deinem Leben vorwärts gehen, anstatt aus Bequemlichkeit oder Angst die Meinungen anderer zu übernehmen, zu ducken und zu kuschen. Mit *hängendem Gewebe* zeigt sich, von der Örtlichkeit und deinem Programm abhängig, dein mangelnder innerer Halt und deine mangelnde Handlungsfähigkeit. Z.B.

| | |
|---|---|
| ***Brüste*** | hängen lassen, im Bereich des Weiblichen und Nährenden. |
| ***Pobacken*** | hängen lassen, im Bereich der Durchsetzungsfähigkeit. |
| ***Wangen*** | hängen lassen, im Bereich abgeschlafft und unterwürfig zu sein. |
| ***Mundwinkel*** | hängen lassen, im Bereich Leben resigniert haben. |
| ***Tränensäcke*** | hängen lassen, im Bereich Trauer und nicht geweinte Tränen |

### *Zellulitis*

Die Zellulitis, eine Entzündung und Verhärtung des Gewebes, ist über das Programm des betroffenen Körperteils der Hinweis, dass du in diesem Bereich deine Kreativität und Schaffenskraft blockierst. Warum hältst du dich zurück? Wut und Selbstbestrafung bringen dich nicht weiter. Die Meinung der anderen ist für dich ohne Belang. Sie sollte dich auf deinem Lebensweg nicht behindern und nicht aufhalten. Du schaffst alles. Die Vergangenheit ist vorbei, du lebst im Hier und Jetzt.

### *Ödem*

Bei einem Ödem staut sich Körperflüssigkeit im Gewebe. Das ist der Hinweis auf deine verhaltenen Gefühle, auf die Diskrepanz zwischen dem Wollen und dem Gefühl aus dem Herzen, dazwischen, den Konflikt zu lösen und ihn bestehen zu lassen. Das Programm des betroffenen Körperteils hilft dir bei deiner Suche nach der Ursache weiter. Du hast genug Selbstvertrauen und Selbstbewusstsein, um deine Ziele und die Lösung des Konflikts zu erreichen. Gehe vorwärts, überwinde deine von dir selbst gesetzten inneren Grenzen. Mit deiner Begabung und deinem Mut schaffst du alles. Höre auf deine innere Stimme und löse den Konflikt, anstatt weiter zu hadern.

*Die einfachste und rascheste Möglichkeit, die Ursache für die Problemzonen oder das Gewichtsproblem zu erkennen und sie aufzulösen, ist das Hinterfragen des Höheren Selbst (deine innere Stimme – dein Bauch).*

Wenn du die Ursachen für ein Problem, z. B. Gewichtsproblem, Essproblem einer Problemzone oder eine Krankheit hinterfragen willst, dann frage:

- Was ist die Ursache?
  (Nicht: Warum ist das so oder so?)

- Was soll ich daraus lernen?

- Wie kann ich es endgültig in Liebe auflösen?

Du kannst auch fragen:

- Was geschieht, wenn ich es nicht auflöse?

- Woran behindert es mich im weiteren Leben?

Nach dem Auflösen kannst du mit einer Münze hinterfragen, ob du es endgültig in Liebe aufgelöst hast. Oder das Denken an die Ursache erzeugt bei dir keine Emotionen mehr. *Ansonsten gibt es doch noch eine Ursache.*

Keinen Erwartungsdruck.
Ob du die Person kennst, siehst oder nur fühlst, ist egal.
Stell dir niemanden bewusst vor.
*Kommt ein Gefühl der Freude auf, war der Kontakt richtig.*

**Du** sitzt bequem und legst deine Hände mit den Handflächen nach oben auf deine Schenkel.
**Du** schließt deine Augen und beobachtest ganz entspannt, wie dein Atem ein- und ausströmt.
(Ca. 2 Minuten lang.)

**Nun** stellst du dir vor, es ist ein heller, freundlicher Frühlingsmorgen.
Der Himmel ist herrlich blau und die Luft ist rein und klar.
**Du** stehst in einer Blumenwiese am Rand eines Waldes.
Der sanfte Wind, der über die Wiese streicht, ist voll mit dem Duft der Frühlingsblumen.
**Du** bist nun konzentriert und fühlst dich bereit.

**Jetzt** siehst du einen Weg, der in den Wald hineinführt.
Auf diesem Weg gehst du nun langsam in den Wald hinein.
Der Weg führt nach oben auf einen Berg.
**Du** gehst immer weiter, bis du auf der Spitze des Berges auf eine Lichtung kommst.
Auf dieser Lichtung steht ein Haus, du gehst jetzt darauf zu.

Der Weg führt dich durch einen schönen Garten zu einer schönen Tür.
**Du** trittst ein und bist in einem Raum, in dem dich eine Person bereits erwartet.
**Du** gehst zu dieser Person hin und setzt dich vor ihr auf einen Stuhl.

Sie schaut dich an, und du schaust sie an.
**Fühle** die tiefe Verbundenheit mit ihr.
**Fühle** die Wärme, die Nähe und die Liebe zwischen dir und dieser Person.
Sie ist dein Höheres Selbst.
**Nun** stelle deine Fragen.

**Danke** ihr aus ganzem Herzen für die Antworten.
**Atme** tief durch und komme wieder zurück ins Hier und Jetzt.
**Öffne** deine Augen.

*In jedem Dicken steckt ein Dünner, lass ihn heraus.*

1.

Erkenne vorurteilslos und mit Verständnis, dass du nicht abnormal bist, sondern nur durch deine Unwissenheit bis jetzt Gründe gehabt hast, so zu handeln.

2.

Werde dir bewusst, dass *du* die Verantwortung für *dein* Leben alleine trägst, und dass *dein* bisheriges Denken und Verhalten ungeeignet sind, ein frohes, glückliches, gesundes und harmonisches Leben zu führen. Nur dein Ego hat bis jetzt sehr gut von den negativen Gefühlen, die entstanden sind, gelebt.

3.

Mache dir auch bewusst, dass das Selbstwertgefühl und die Selbstachtung nicht vom Körpergewicht und dem Aussehen abhängen. Dein Idealgewicht ist das Gewicht, mit dem *du* dich ohne Vorurteil und ohne Selbstbetrug wirklich wohlfühlst. Liebe dich so, wie du bist.

4.

Du kannst dir (und den anderen) ruhig deine bisherige Ratlosigkeit, Hilflosigkeit und Verunsicherung eingestehen. Niemand von uns ist perfekt, ein jeder Mensch hat irgendwo (Fehler) etwas aufzuarbeiten. Wir sind alle hier auf diesem Planeten, um zu lernen.

5.

Nachdem du die Ursache für dein Gewichtsproblem erkannt und *bewusst aufgearbeitet* hast, machst du dir bewusst, dass der negative Energiestrom jetzt unterbrochen und dadurch der Hinweis über den Körper jetzt überflüssig, also nur mehr eine Illusion, ist.
Dein Unterbewusstsein ändert jetzt von selbst deine Gelüste, dein Verhalten und die Verwertung der aufgenommenen Nahrung. Jetzt musst du dir dein inneres Vorstellungsbild von deiner Idealfigur, deinem Idealgewicht und deinem neuen Körpergefühl machen, es wirklich und mit Freude fühlen. Freue dich bewusst über deine Schlankheit, dein neues Gewicht, deine geänderten Essgewohnheiten, dein neues Körpergefühl und deine neue Lebensqualität. Fühle dich wie neugeboren in deinem neuen Körper. Die Intensität dieser Gefühle (Menge der Energie) ist jetzt ausschlaggebend für die Zeit, in der diese »Umwandlung« vor sich geht.

## 6.

Kommt eine Situation auf dich zu, die dich früher zwanghaft zum Essen oder zur Nahrungsverweigerung geführt hat, dann erkenne sie und ihre Ursache bewusst. Erkenne auch, dass das jetzt und für dein weiteres Leben für dich ohne Belang ist. Dass es früher eine Illusion, ein Irrglaube, war, von dem du jetzt befreit bist. Gefühle wie Hunger, Appetit, Sattsein, auch gelegentliches »Über-Sattsein« sind ganz normale Gefühle. Deswegen Schuld- und Angstgefühle haben zu müssen, redete dir nur dein Ego ein, das bisher sehr gut davon gelebt hat. Diese Gefühle sind eine reine Illusion. Da dein Ego bis jetzt von der so entstandenen, negativen Energie sehr gut gelebt hat, wird es am Anfang deines Umdenkens die Schuld-, Ekel- oder Angstgefühle immer wieder zu aktivieren versuchen. Du bist aber der Herr in deinem Körper und nicht dein Ego. Erkenne das ganz bewusst.

## 7.

Sollte ein gelegentlicher Rückfall vorkommen, dann arbeite die Ursache bewusst und ohne Schuldgefühle auf. Lass alle Befürchtungen und negativen Erwartungen los.

## 8.

Erkenne deine wirklichen Bedürfnisse, Wünsche und Träume, verwirkliche sie und lebe dein Leben.

Achte am Anfang darauf, dass du nicht *automatisch* z.B. bei einem Büfett, beim Fernsehen oder zwischendurch aus *Gewohnheit* wie früher isst. Kommt eine solche Situation auf dich zu, dann sei stolz auf dich, weil du sie rechtzeitig erkannt und nicht ausgeführt hast. Mit jedem Mal werden dein neues Programm und dein Selbstbewusstsein stärker und stabiler. Nichts und niemand hat Macht über dich. Du bist die Macht in deinem Leben.

Bevor du mit dem Essen beginnst, solltest du ein Glas Wasser trinken, dadurch ist dein Hungergefühl geringer, und du bist schneller satt.

Stell dir vor dem Essen dein neues Idealbild und dein Idealgewicht genau vor. Du wirst auch bemerken, wie du jetzt weniger, aber genussvoller und ohne Hektik isst. Vor dem Umdenken hast du wahrscheinlich große Mengen in kurzer Zeit verschlungen. Jetzt wird das Essen wirklich zum Genuss. Dass weniger mehr ist, und dass das, was bewusst gegessen und genossen wird, nicht dick machen und schaden kann, wird jetzt zu einer neuen Lebenserfahrung für dich. »Sündigst« du einmal, wirkt sich das sicher nicht negativ aus. Schuldgefühle sind nicht nötig und angebracht. Dein Unterbewusstsein regelt es wahrscheinlich mit weniger Appetit oder einem größeren Zeitabstand zwischen den Essen.

## Affirmation zum Abnehmen

**Ich** bin in vollkommener Ruhe und Harmonie, ich bin voller Einsicht.

**Ich** esse ab sofort weniger und fühle mich trotzdem wohl und zufrieden. Mein Appetit ist ganz normal, und ich bin bei jeder Mahlzeit schnell satt. Zwischen den Mahlzeiten und nach dem Abendessen esse ich überhaupt nichts mehr.

**Jede** Woche nehme ich jetzt einige Kilogramm ab, solange, bis ich mir deutlich sage, dass ich jetzt genug abgenommen habe, und dass ich mit meinem Aussehen sehr zufrieden bin.

**Das** Abnehmen tut mir gut und erleichtert die Arbeit meiner Organe. Ich fühle mich sehr, sehr wohl.

**Immer,** wenn ich in Zukunft mehr essen will, als mein Körper benötigt, um gut zu funktionieren, verschließt sich wie von selbst mein Mund, und ich kann ihn erst dann wieder öffnen, wenn ich das Nahrungsmittel aus der Hand gegeben oder das Besteck abgelegt habe.

**Ich** liebe und akzeptiere mich, so wie ich jetzt bin.

**Ich** bin gesund, stark und ich schaffe alles.

**Ich** erreiche ganz leicht mein Idealgewicht und meine Idealfigur und halte sie. Es geht wie von selbst.

**Ich** schaffe mir meine Sicherheit jetzt selbst.

**Ich** bin immer in Sicherheit und Geborgenheit.

**Ich** bin voller Selbstvertrauen, ich schaffe alles.

**Ich** nehme die Verantwortung für meine Situationen und mein Leben jetzt selbst in die Hand.

**Ich** vergebe mir selbst und allen anderen.

**Ich** bin in Frieden mit meinen Gefühlen und Empfindungen.

Zur Unterstützung und Hilfe biete ich meine Seminare, Einzelrückführungen und Einzelgespräche an:

www.glojek.at

# Literaturhinweise

Bourbeau, Lise: *Höre auf deinen besten Freund, auf deinen Körper*, Aitrang 1997
Bourbeau, Lise: *Dein Körper sagt: »Liebe dich!«*, Aitrang 1998

Dahlke, Ruediger: *Krankheit als Sprache der Seele*, München 1992
Dahlke, Ruediger & Dethlefsen, Thorwald: *Krankheit als Weg*, München 1983
Dahlke, Ruediger: *Gewichtsprobleme*, München 1989

Glojek, Manfred: *Der Weg zu Gesundheit, Wohlstand und Harmonie*, Eigenverlag, 1998
Glojek, Manfred: *Umdenken - der Weg aus der Krankheit*, Eigenverlag, 1999
Glojek, Manfred: *Rauchen - nein danke*, Eigenverlag, 2001
Glojek, Manfred: *Das Buch über die Geschichte des Werdens und die Geschichte des Seins*, Eigenverlag, 2007

Hendricks, Gay & Hendricks, Kathlyn: *Die neuen Körpertherapien*, München 1994

Hay, Louise L. : *Gesundheit für Körper und Seele*, München 1989
Hay, Louise L. : *Heile deinen Körper*, Freiburg 1989

Pschyrembel, Willibald: *Pschyrembel Klinisches Wörterbuch,* Berlin; New York: 1994

Reiz, Monika: *Was dir dein Körper sagen will,* München 1996

Tietze, Henry G.: *Entschlüsselte Organsprache,* München 1987